認知症は決断が10割

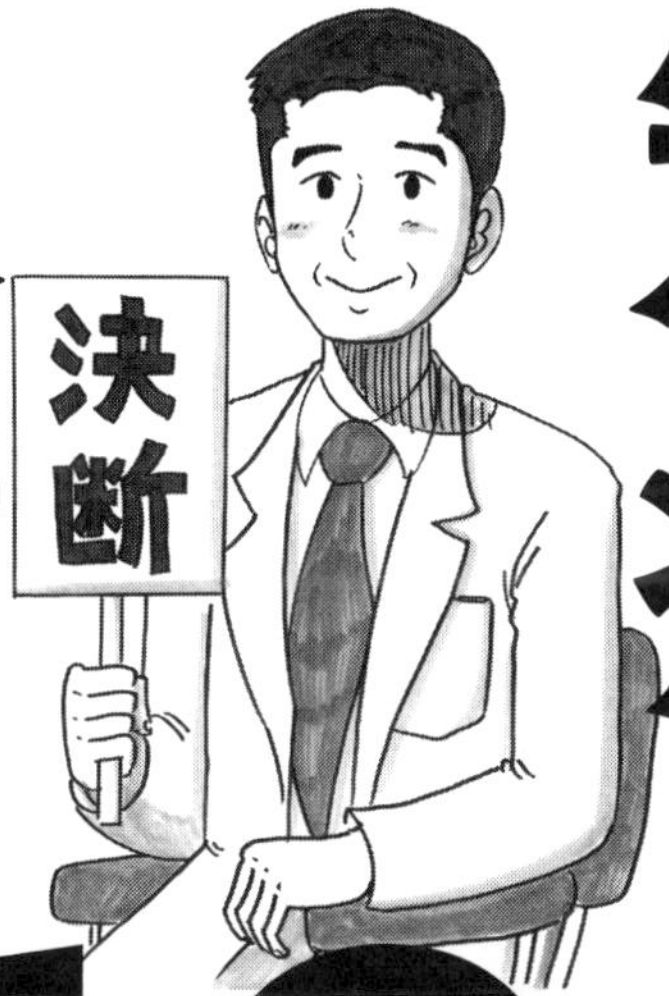

認知症専門医
長谷川嘉哉
イラスト
鉄拳

かんき出版

はじめに――認知症は、家族に「決断」を強いる病気です

今、あなたの家族が認知症だと診断されたら――。
きっと、こんなふうに思うのではないでしょうか。
「ああ、これから、大変な介護生活が待っているんだな……」と。
でも、実は介護の前にすべきことがあると、多くの方は気づいていません。
それが「決断」です。
症状が出始めた家族を、いつ病院に連れていくか。
どの病院に連れていくか。
その際の医療費や、介護の費用をどこから捻出するか。

役所への要介護認定の申請は、どのタイミングでするか。

認知症が進行した患者さんを、いつ施設にお願いするか。

そもそも、どんな施設にお願いするか……などなど。

こうしたことを、患者さん本人ではなく、家族が決めることになります。

なぜなら、**認知症とは、患者さん本人が「決断」できなくなっていく病気**だから。

もちろん、認知症の初期段階であれば、患者さん本人が「決断」することもできます。

けれど、病気が進行すると、脳の前頭葉の機能が低下して、患者さんは理論的にものを考えることがどんどん難しくなります。その結果、患者さんに代わって、家族が「決断」する場面が多くなります。

つまり、認知症とは、患者家族に「決断」を強いる病気なのです。

認知症専門医として35年の間、のべ3万人以上の認知症家族と関わってきた私が、認知症患者さんのご家族であるあなたに強く言いたいのは、この**「決断」次第で、介護生活が天国にも地獄にもなるということです。**

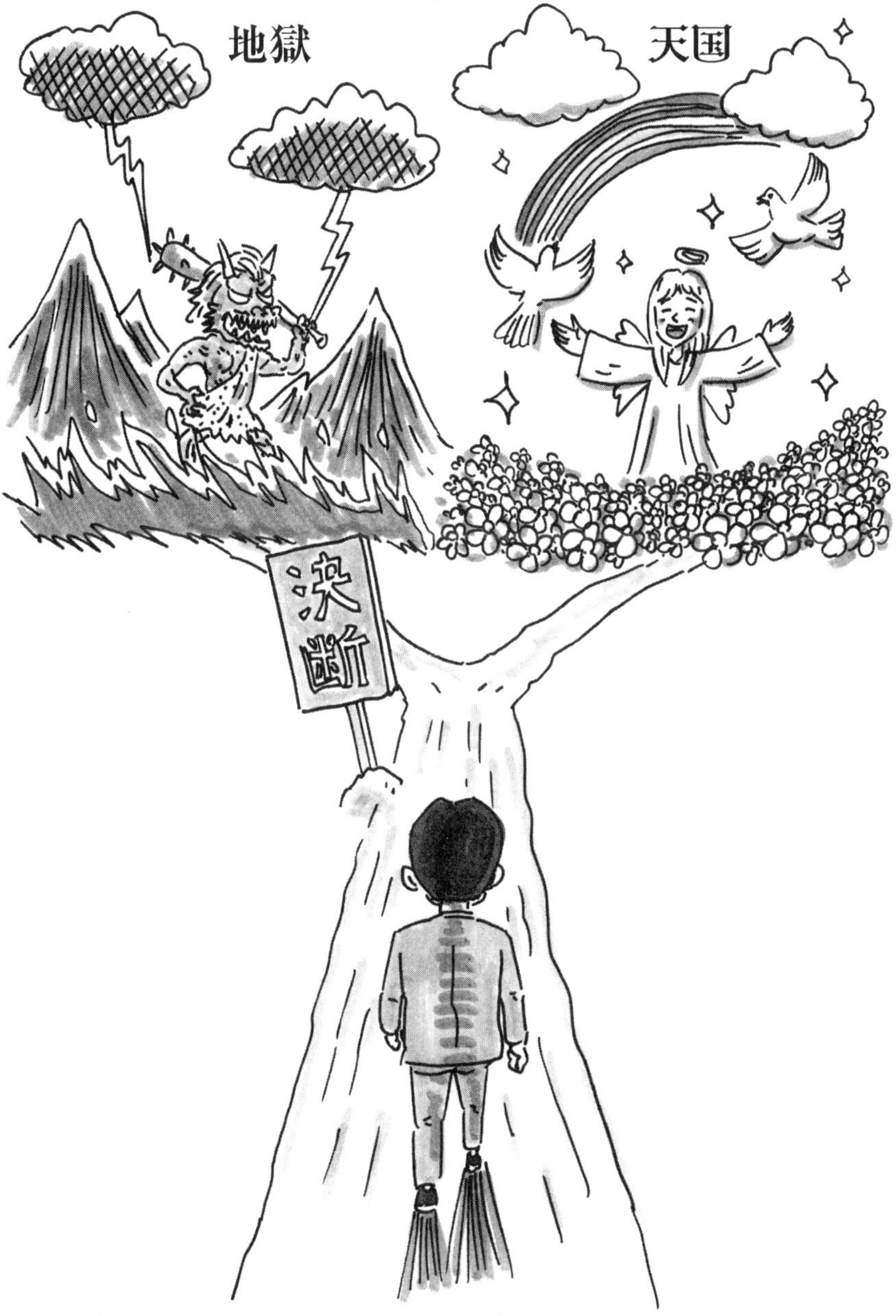
地獄
天国
決断

どういうことかというと、「医療機関選び」を例に挙げてみましょう。

家族に認知症の疑いが出てきたとき、まずは**役所や地域包括支援センターで情報を得よう**とする方が多いと思います。なぜなら、インターネットで調べると、そうしてくださいと書いてあるからです。

でも、これ、私に言わせると、**いちばんやってはいけないやり方です。**

どうしてかというと、役所や地域包括支援センターは公的機関なので、その性格上、特定の病院に肩入れできません。そのため、職員個人が評判の良い医療機関を知っていても教えることができずに、評判の良いところも悪いところも取り混ぜて紹介せざるをえません。

その結果、患者さんのご家族は、評判の悪いところを選んでしまうこともあります。

そのせいで認知症の診断が遅れて、治療のチャンスを逃してしまう患者さんもいるのです※。

あるいは、診断が遅れたことで、患者さんがなかなか要介護認定されず、介護サービスを受けられなくなって、ご家族が苦労することもあるでしょう。

こうなると地獄です。

こんなふうに、最初に「役所や地域包括支援センターに相談する」という、**間違った「決断」をすると、介護生活が必要以上に大変になります。正しい「決断」をしていればしなくても済んだ苦労をするハメになるのです。**

他にも、在宅介護をサポートしてくれるケアマネジャー選びや、薬のこと、
家族間の負担配分のこと、
患者さんの金銭管理の仕方、
施設選びや入所のタイミング、
末期に際する覚悟……などなど。

認知症介護には、さまざまな場面で、そのつど家族の「決断」が求められます。

この「決断」を、インターネットや身近な人から得た情報を基に場当たり的にしてしまうと、「あのとき、別の決断をしていれば……」とあとあと激しく後悔することになります。

※認知症を治す薬はまだないのですが、初期であれば進行をゆっくりにできるかもしれない薬はあるので、それを使えるチャンスを逃してしまうんですね。

認知症専門医である私は、そんな認知症患者さんのご家族の後悔をたくさん見てきました。

ですから、**本書では、認知症患者さんを支えるご家族が、介護生活を送る上で、どんな「決断」をすれば後悔せずに済むのか。それを具体的に紹介しています。**

認知症になった大切な家族を支えるという「決断」をしたあなたが、それぞれのタイミングで正しい「決断」を行い、少しでもラクな介護に続く、天国への道を、ぜひ選ばれますように。

そのためのお手伝いができたら、認知症専門医としてとてもうれしいです。

長谷川嘉哉

認知症は決断が10割　目次

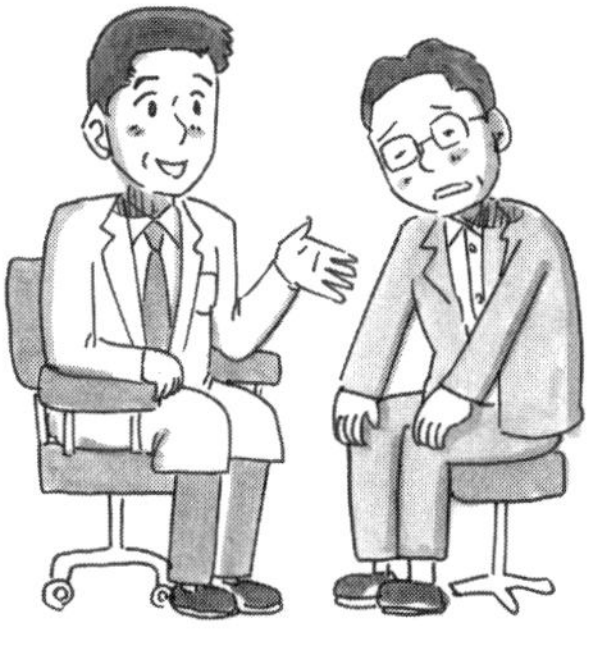

第2章　「家族の認知症に気づいたとき」にする決断……49

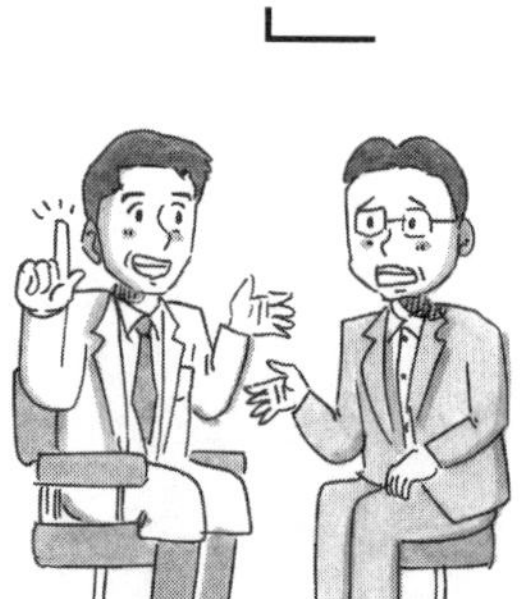

第3章 「要介護認定を申請して、ケアマネさんに頼る」決断……87

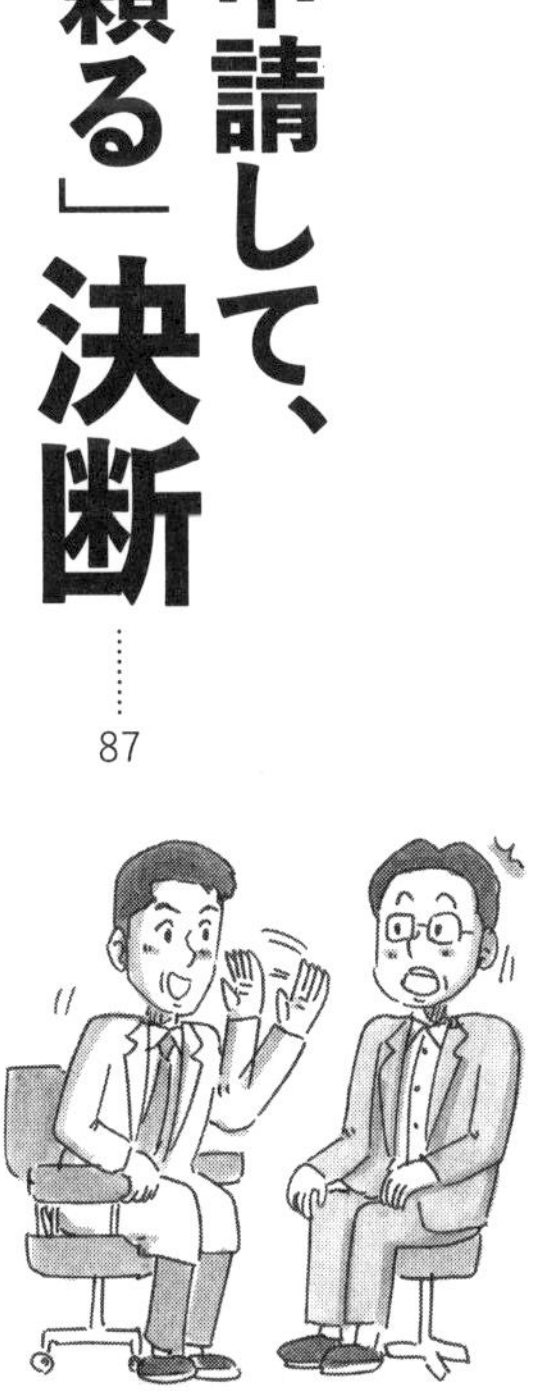

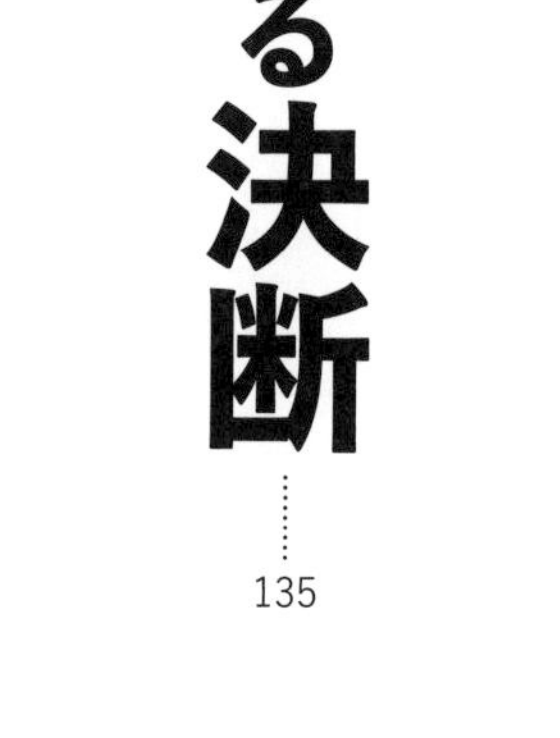
年金
貯金

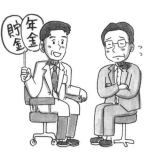

第5章 「介護サービス」「介護施設」の利用にまつわる決断……181

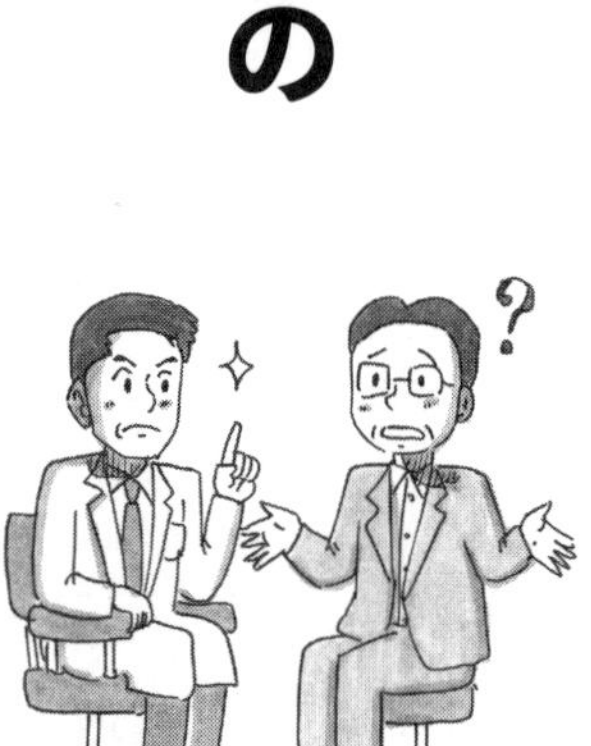

第6章 「患者さんの最期」にまつわる決断……257

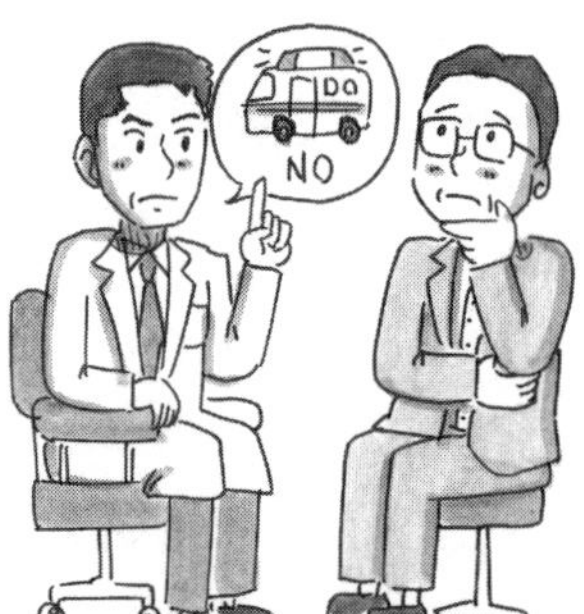

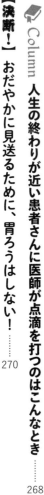

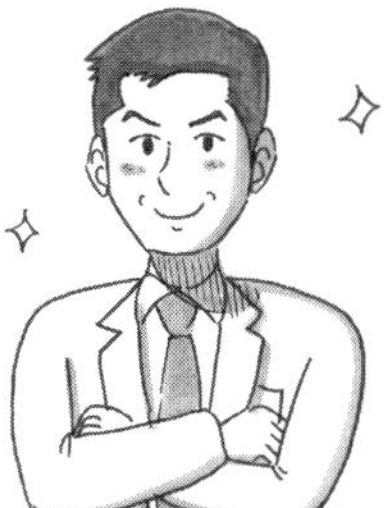

カバーデザイン　井上新八
イラスト　鉄拳
本文デザイン・ＤＴＰ　佐藤千恵
編集協力　杉本尚子

まずは、この本に出てくる人たちのこと

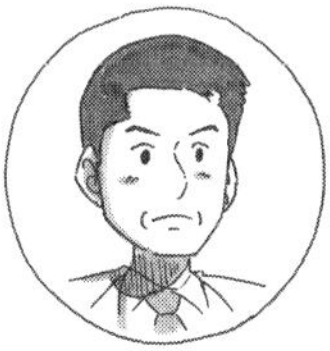

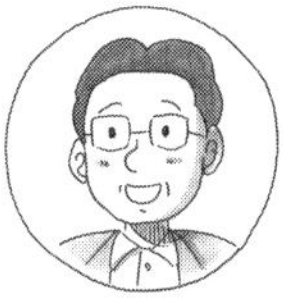

この本は、2人のトーク形式で進みます

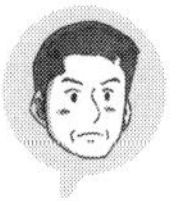

こんにちは。**認知症専門医の長谷川です。**
今回の本は、キレイごとは一切なしの、認知症介護のおたすけ本！
認知症介護がラクになる、お役立ち情報をたくさん紹介していきます。

ちなみに私は、岐阜県土岐市で、認知症の初期診断から看取りまでを行っています。
さらに、岐阜県の入所系介護施設の協力医や、在宅診療、在宅看取りもやっています。
医師になって35年。自分で言うのもなんですが、まさに認知症の専門家です。
そして今回、私の話し相手になってくれるのが、この本の編集者……。

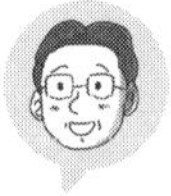

編集Tです。どうぞよろしくお願いします。
自己紹介をさせていただくと、僕は50代。
身内は妻、高齢の母、そして、妻の母である義母がいます。

この本の登場人物

話をする医師・長谷川先生

認知症の専門医。

日本では珍しい、認知症の初期診断から看取りまでを行う、認知症のスペシャリスト。趣味はお金の教育。

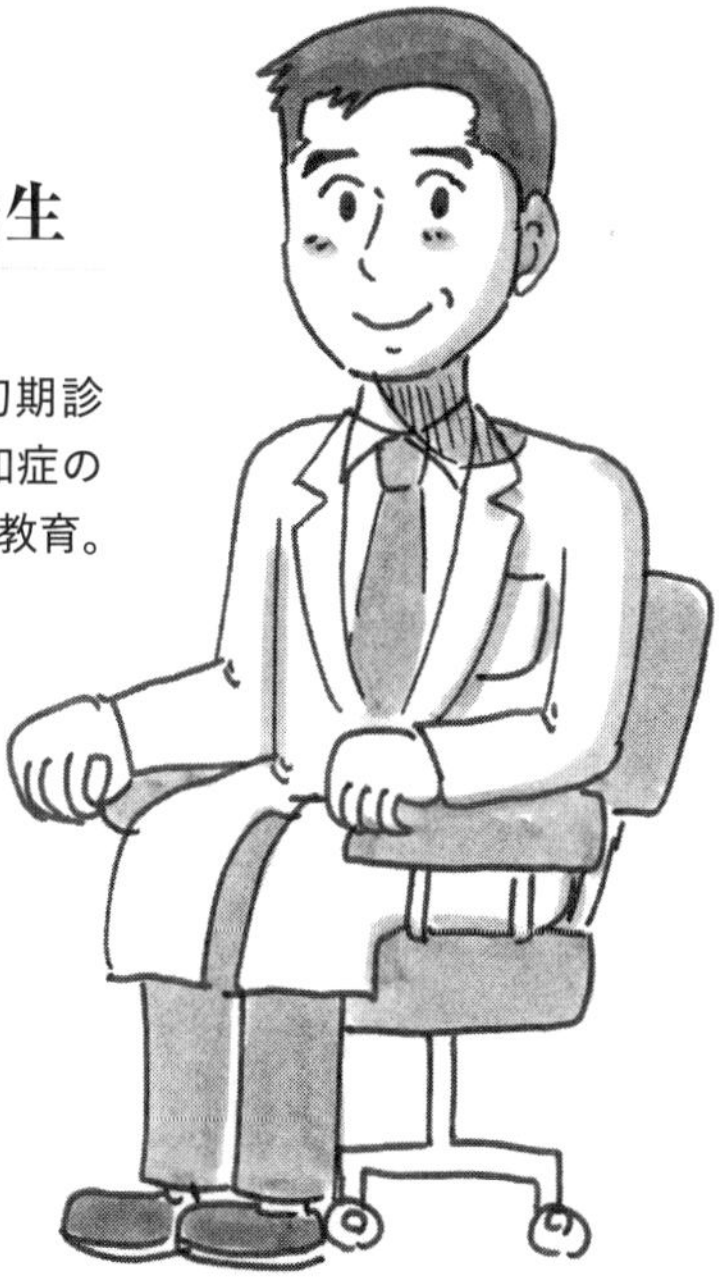

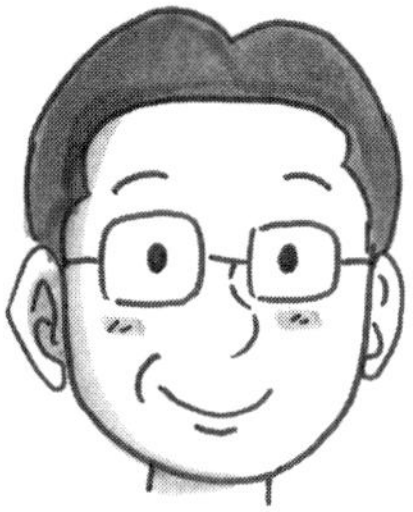

話を聞く人・編集T

この本の編集者。趣味は落語。
近親の高齢者は、実母と義母。

実母も義母も80代で、今はまだ頭はしっかりしているんですが……。

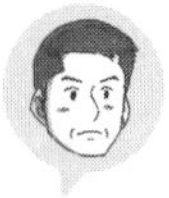

今の日本だと、女性の2人に1人は、90歳を軽く超えてきちゃいますからね。

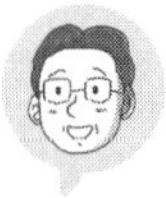

そうなんですよ！
やっぱり**高齢になればなるほど、認知症リスクって上がる**じゃないですか。
なので、認知症介護と聞くと、他人ごとじゃなくて……。

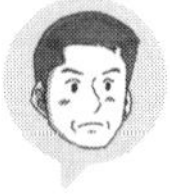

まぁ、日本人なら誰でも不安になりますよね。
そもそも認知症って、患者さん本人よりも、介護する家族が困る病気です。
認知症になっていろいろなことが少しずつできなくなっていく患者さんもつらいでしょうけど、患者さんができなくなったことは、代わりに家族がやらなきゃいけませんからね。だからこそ、ご家族が認知症や認知症介護にまつわる知識を持っておくことで、あとあとラクになるわけです。
で、いきなりですけど私、**医師免許**の他に、**ファイナンシャル・プランナーの資**

格と、**ケアマネジャーの資格**も持っていまして。

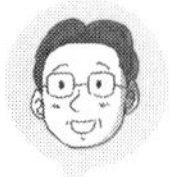

ホントにいきなりですね。
要は、医師であり、お金の専門家であり、介護保険の専門家※でもある、と。

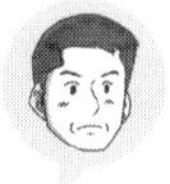

そうなんです。
なので、**うちのクリニックでは、医学的な知識はもちろん、認知症介護に必要なお金の知識や、介護保険の上手な使い方も、ご家族にお伝えしているんですね。**これ、普通の病院だと、まず教えてもらえません。これが「使える」「助かる」「もっと早く知りたかった」と、ものすごく好評で。
で、こういうことの一部を**ユーチューブ**でしゃべったら、登録者がなんと12万人を超えてしまいまして。

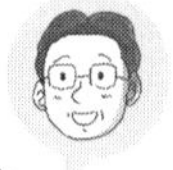

なんか……さりげなく自慢入っていませんか？　でも、実際に助かっているご家族がたくさんいるのは、すごいですね！

※ケアマネジャーは、介護保険を使って、在宅介護をサポートする専門家です。

お伝えするのは、介護負担を減らすための知識です

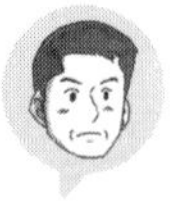

でしょう？（ドヤ顔）

というわけで、今回は医療や介護保険を上手に使ってもらうための知識や、介護サービスや介護施設の適切な使い方、介護者の力になってくれるケアマネジャーさんの探し方などを中心にお伝えしていきます。

どれも、介護家族のみなさんに「知っててよかった！」と太鼓判を押していただいた、介護負担そのものを減らすための知識です。

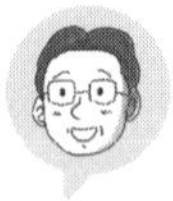

むちゃくちゃ使えそうですね。

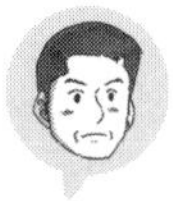

でしょう！（再びドヤ顔）

認知症に限らず介護って大変ですけど、**患者さんとのコミュニケーションが徐々に成り立たなくなる認知症介護って、やっぱり輪をかけて大変**です。

患者さんの中には、記憶力が低下して何度も何度もしつこく同じ話をする方や、や

たらと攻撃的になる方、「お金を盗った！」と繰り返し身内を非難する方、嫉妬妄想でパートナーの浮気を疑うようになる方もいます。

私も亡くなった父方の祖父が認知症だったからわかりますけど、話が通じない人の相手をず〜っとしなきゃいけないのって、ものすごくしんどいです。で、こういうことが続くと、介護者さんが「大切な家族だから、優しくしたい」と思っても、気持ちだけじゃどうにもならない部分が出てきます。

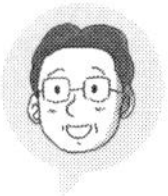

優しくしたいのに、優しくできない。家族からすると苦しいでしょうね。

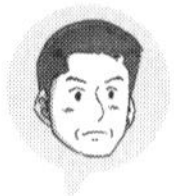

そう。そんなとき、助けになるのが、介護負担そのものが減ることです。人って、時間とか金銭面での余裕ができると、ちょっと優しくなれますからね。結局のところ、**介護者さんの負担を減らすことが、患者さんにとってもありがたいこと**なわけです。

ですから今回は、介護者さんが「このタイミングが来たら、こうする！」と「決断」して行動することで、のちのち介護負担が軽くなる情報を中心にご紹介します。

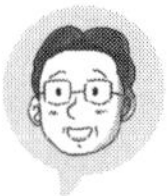

それは知りたい！

ちなみに、先ほど話に出てきた、認知症患者さんはしつこく同じ話をしがちとか、攻撃的になりがちとか、「お金を盗った！」と騒ぐ方がいるとか、嫉妬妄想が出てくる方もいるとか。

そうした認知症の症状や、認知症がどんなふうに進行するかについては、長谷川先生の前著『ボケ日和』（かんき出版）でくわしくお話ししていただいていますよね。

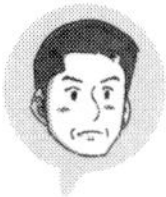

さすが名編集者。実にさりげない宣伝、ありがとうございます（笑）。

こんな2人がお届けします。

それでは、いってみましょう。

第1章

最初にしてほしい、もっとも重要な決断

「介護ってそういうもの」という思い込みが、
誰かの介護をつらいものにしていることがあります。
その思い込みを捨てると決めることで、
あなたの介護も自然とラクになります。

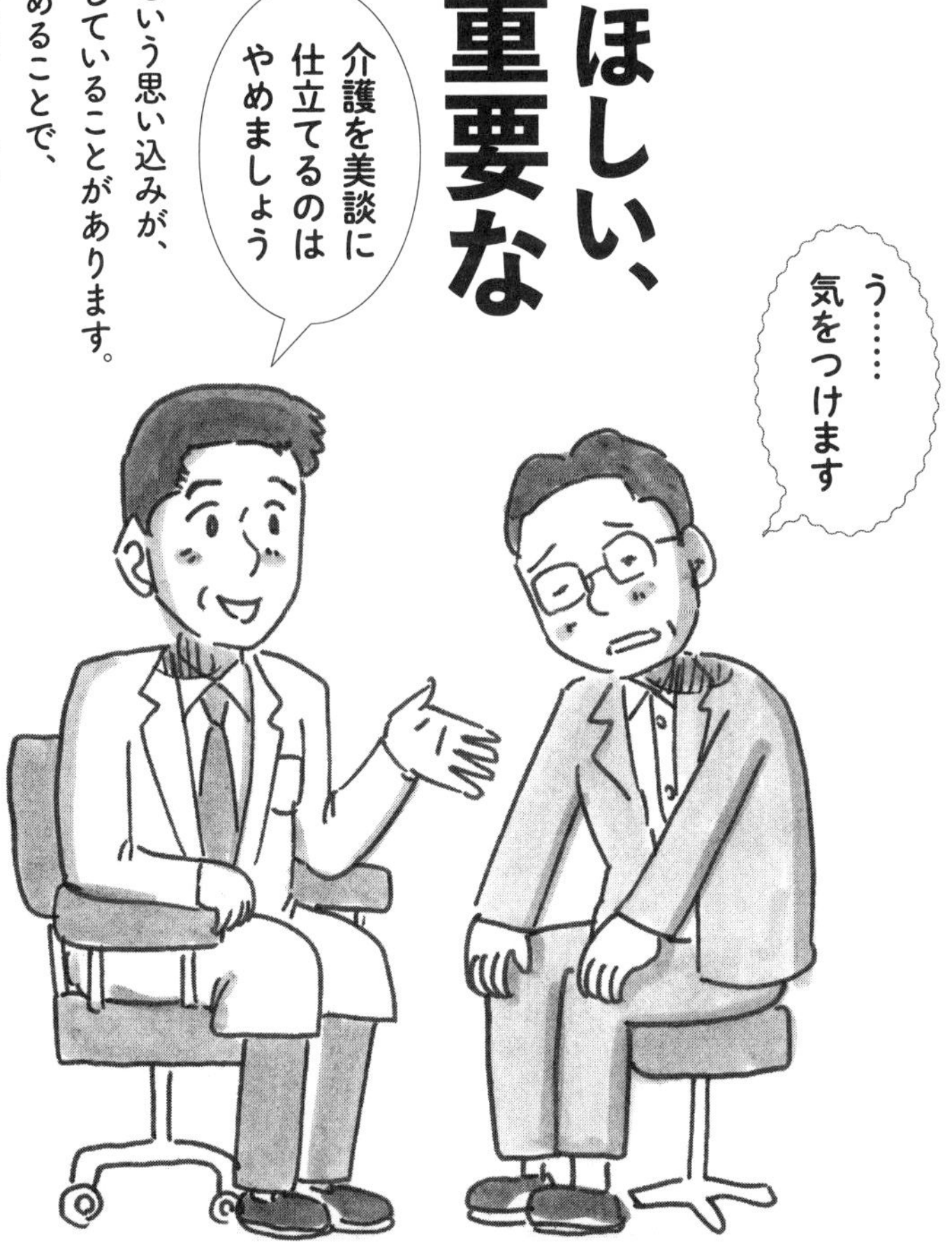

介護を美談に
仕立てるのは
やめましょう
う……
気をつけます

決断！
自分の親は、自分で看る！

「嫁」が看るのが当たり前、と思っていませんか？

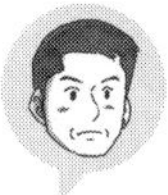

最初に、認知症介護において、いちばん大切なことを言います。
「自分の親は、自分で看る」。そう決断してほしいんです。

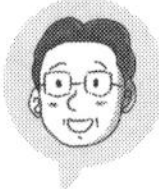

あの……それって、わざわざ言う必要あります？　当たり前じゃないですか。

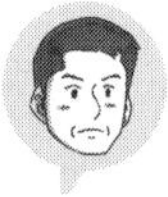

当たり前だよ。でも、これが今は、できていないんですよ。
都会はそうでもないかもしれないけど、地方だとまだまだ、お嫁さんが義理の両親の面倒を看ることが当たり前です。でも、それをもうやめましょう、という話です。

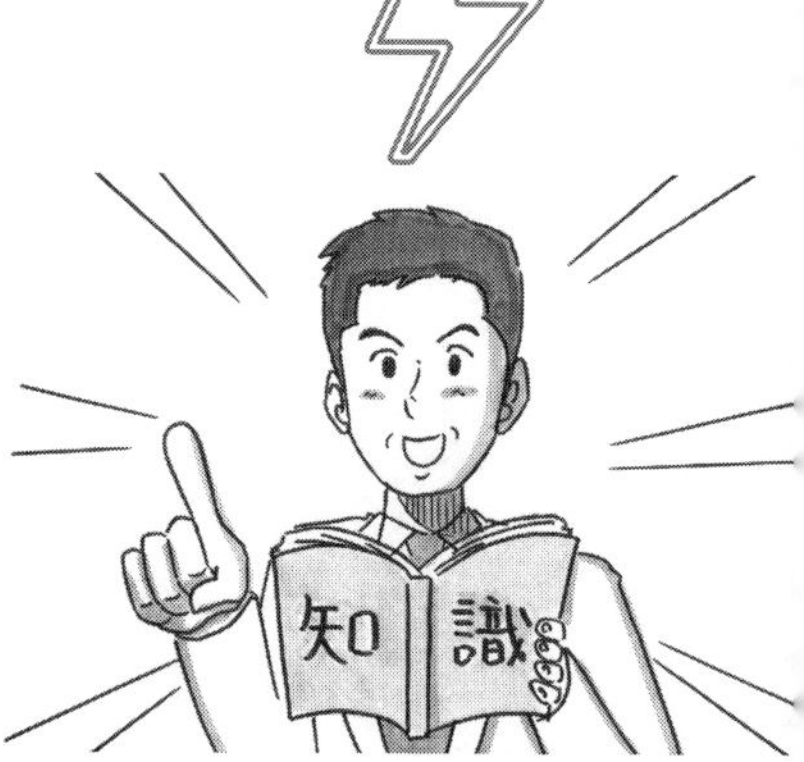

う〜ん……ただ、それって可能なんでしょうか？
だって、やっぱり「日中、家にいるのはお嫁さん」っていう場合も多いじゃないですか。夫のほうは仕事で外に出てたりして。

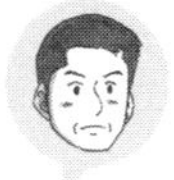

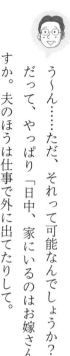

いや、お嫁さんだって、子育てしていたり、仕事とかパートとかしてますよ。
なのに、「嫁がやって当たり前」と、お嫁さん以外のみんなが思い込んでいる。
でも、お嫁さんだって忙しいんですから、実際はそんなの無理なわけです。
今の若い人はそれがわかっているから、彼らが介護の担い手になる数十年後には、自分の親は自分で看るのが当たり前になっている気もしますけどね。

だから逆にいうと、今、介護をしているお嫁さんたちが、いちばん苦しいんじゃないかな。「嫁が介護するのが当然」と周りに思われているわけだから。うちのクリニックにも、世間のそうした視線に苦しむお嫁さんがたくさん来ます。
だからこそ、**特に男性は「自分の親は、自分で看る」と決断してほしいし、男兄弟のお嫁さんに介護を任せている女性も、その点を意識してほしいんです。**

つらい介護を頑張れるのは、可愛がってくれた親だから

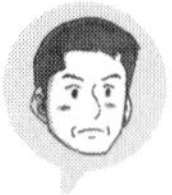

そもそも、認知症に限りませんが、**介護ってつらい**です。

それでもなんとか頑張れるのは、相手が自分を可愛がって育ててくれた親だから。

その人に大切にしてもらった記憶があるから、よくしてあげたいと思うわけです。

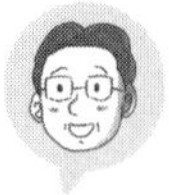

確かに。

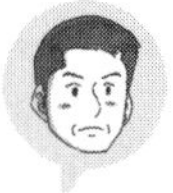

それと同じ熱量を、他家から嫁いできた人に求めるのは間違いです。

ときどき「俺の親だぞ！」とお嫁さんに言って、自分の親の面倒を看させることを当然と思っている人がいますけど、そういう人って「この親に可愛がられたのは自分であって、お嫁さんじゃない」という単純な事実がわかっていない。だから、「嫁なんだから、介護して当たり前」というトンチンカンなことを言うわけです。

「俺の親だぞ！」って……ホントにその通りだよ。アンタの親なんだから、アンタが看なさいよ！

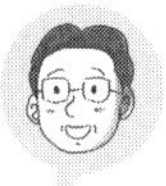

あの……先生。**しょっぱなから飛ばしすぎです。**

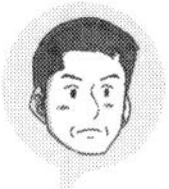

いや、だってもう……！
お嫁さんに面倒を押しつけるようなマネしても、いいことなんかないんですよ。

息子さんがお母さんを看ている、ある家庭では……

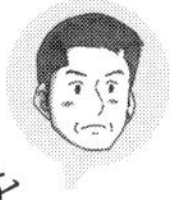

話は変わりますけど、うちのクリニックの患者さんの息子さんで、お母さんの介護をなさっている方がいるんですね。

その息子さんは「認知症になった母を、なるべく長くうちで看たい。だから、介護は僕がやるからね」と、お嫁さんには介護負担をかけないようにしたんです。

朝は仕事に行く前に、お母さんにごはんを食べさせて、おむつを替えて。
昼は訪問介護さんに来てもらって、お母さんを看てもらう。
仕事から帰ってきたら、またその息子さんがごはんを食べさせて、っていう。

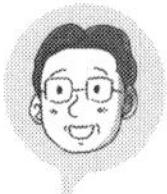

すごいですね、その方。

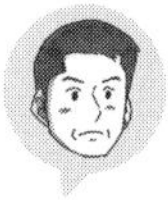

まぁ、世の中の介護をしているお嫁さんは、たいていそうやっているんですけどね。

それでも、フルタイムで働いていて、それができるのはすごいです。

で、その息子さんのお嫁さんなんですが、自分の夫が積極的にお母さんのために動いて、嫁である自分には苦労をかけまいとする姿を見て、「手伝ってあげたい」と自然と思ったそうです。なので、お嫁さんは、息子さんがいないときに、さりげなくお母さんのお世話をしてあげていたそうなんですね。

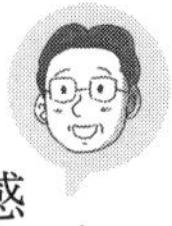

なるほど。そのお嫁さん、「お義母さんと同じぐらい、自分も大切にされている」と感じたから、そうしてあげたいと思ったのかもしれませんね。

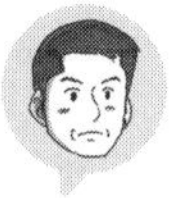

ね、きっとそうだと思います。

実際、**息子さんやそのきょうだいが率先して自分の親を看ているなら、「手が回らないところは手伝うよ」という気持ちになってくれるお嫁さんは多いと思います。**でもそれは、息子さんたちが自分の親を、自分たちで看ていればこそ。他人にできるのは、あくまでサポートです。

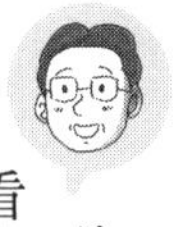

そもそも、少子化で子どもの数が減っている今、お嫁さんだって自分の親の面倒を看なきゃいけませんしね。

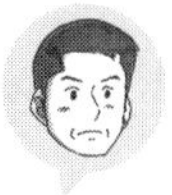

ホントにそうです。
そういうことを理解していないと、**介護離婚**とか**熟年離婚**されちゃいます。
ですから、「自分の親は、自分で看る！」という、当たり前の覚悟が必要なんです。

夫婦円満、家庭円満のコツは、
「自分の親は、自分で看る」こと！
これが、これからの認知症介護の基本です！

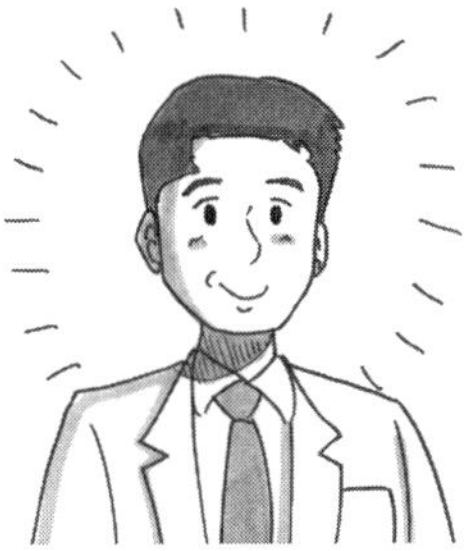

決断！

介護を美談に仕立てない！

褒めて、介護をやらせようとする人たち

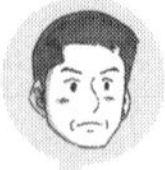

自分の親は自分で看よう。お嫁さんの介護を当たり前だと思うな。
そういう話をすると、ときどき「でも、うちはお嫁さんが優しいから、嫌がらず、率先して介護をやってくれて、本当にありがたい」なんて公言する方がいます。

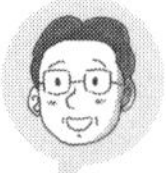

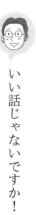

いい話じゃないですか！　**美談！　まさに「嫁のかがみ」！**

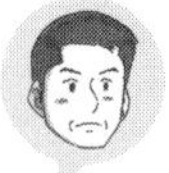

あのねぇ、これ、全然いい話じゃないですから！
この前も、うちのクリニックにそう言う方がいらしたんだけど、そこのうちは、おじいちゃんの介護をお嫁さんがやっていて、おばあちゃんは何もしないんです。

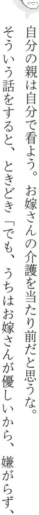

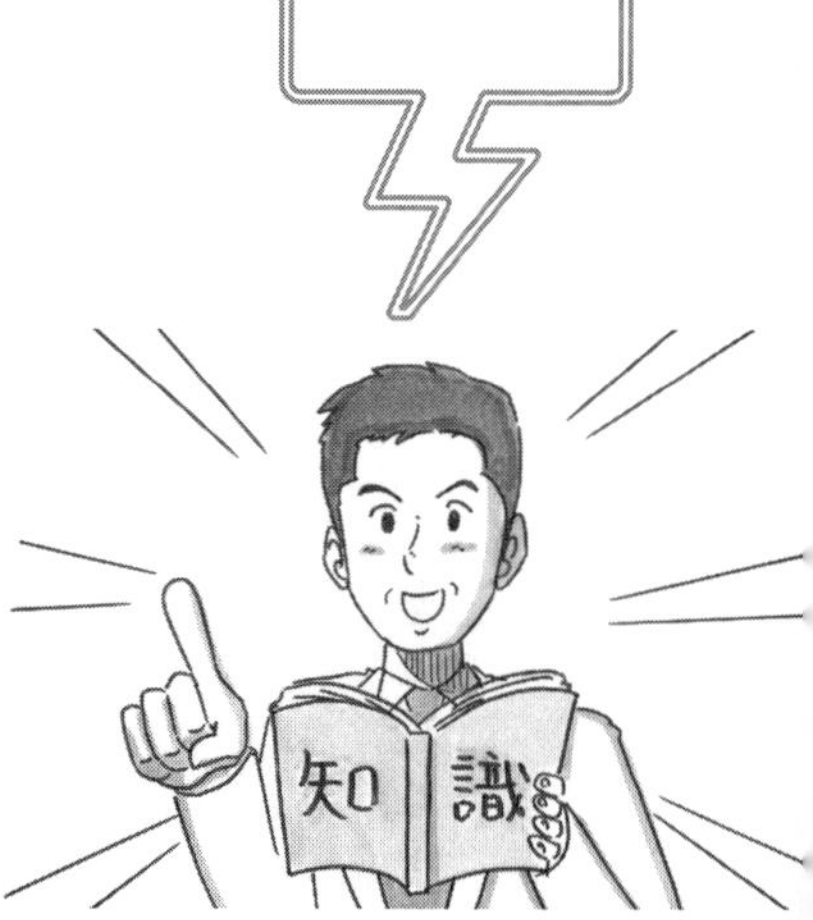

それで、おばあちゃんが「うちの嫁は優しくて」とか言うわけですよ。でも、おばあちゃんがそれを言っちゃったら、お嫁さんは「やめたい」って言えないじゃない。だから私、「お嫁さんだってやりたくないに決まっているけど、あなたがそんなふうに言うから、やめられないじゃない。『優しい』っていう言葉で、人を動かそうとするなんて、あなた、残酷な人ですね」って、おばあちゃんに向かって怒っちゃいました。

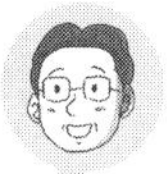

先生……**きっつい**ですね！

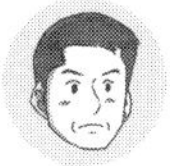

そう？　でもそれ、おばあちゃんが本当によく使うズルなんだよ。

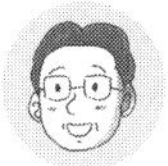

ズル……。うう、でも考えてみたら、僕も同じことをしているかもしれません。仕事で若い人を褒めていい気持ちにさせて、自発的に頑張ってもらう、みたいな。周りの人に「○○君、頑張っていてえらいよね！」なんて言って、当人を頑張る役割から外れづらくするというか……。

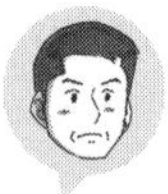

ね、あるでしょ？　そういうこと。
で、褒めるほうは、自分がいいことをしているような気になっているんだよ。
自分が褒めてあげれば、相手も気持ち良く働いてくれるし、仕事もスムーズに片づくし、最高じゃん、くらいに思っていない？

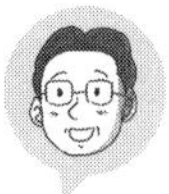

思って……いますね。すみません、その通りです。

そういうふうに、**介護者の献身を褒めて、介護を美談に仕立て上げることで、相手を自分の思い通りに動かそうとするのをやめませんか、**っていう話です。

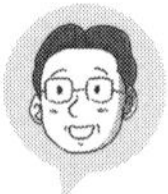

褒めることで、相手に犠牲を強《し》いることを――。

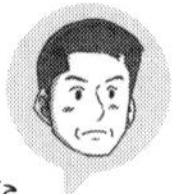

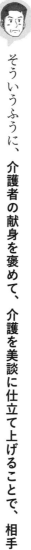

もちろん本気で感謝して褒めている人もいると思うけど、わざわざ人前で褒める人なんかは、感謝の言葉でタダ働きさせようっていうだけだと思いますよ。
だからもう、周りも、そういう目で見てやるといいよね。

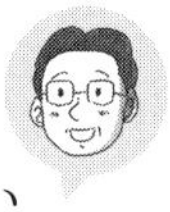

人前で、猫なで声で介護者を褒めている人を見たら、「あ、この人、自分に都合のいいように、介護者を使おうとしている人だな」と。

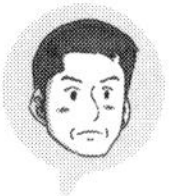

そうそう。ズルい人に、これ以上ズルさせたくないでしょ。おばあちゃんだけじゃなくて、息子さんにも、そういう人っているからね。

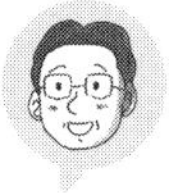

う……気をつけます！

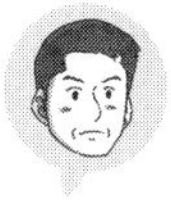

ホントだよ。介護を美談に仕立てるのは、もうやめましょうよ。

「美談！」と人々が感動する裏には、たいてい犠牲になって苦しむ誰かがいます。介護話で「感動した！」となったら、ぜひそのことを思い出して！

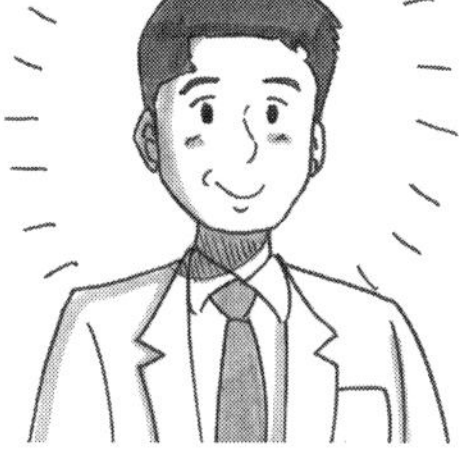

決断！「家族だけで介護するのは無理」と心得る！

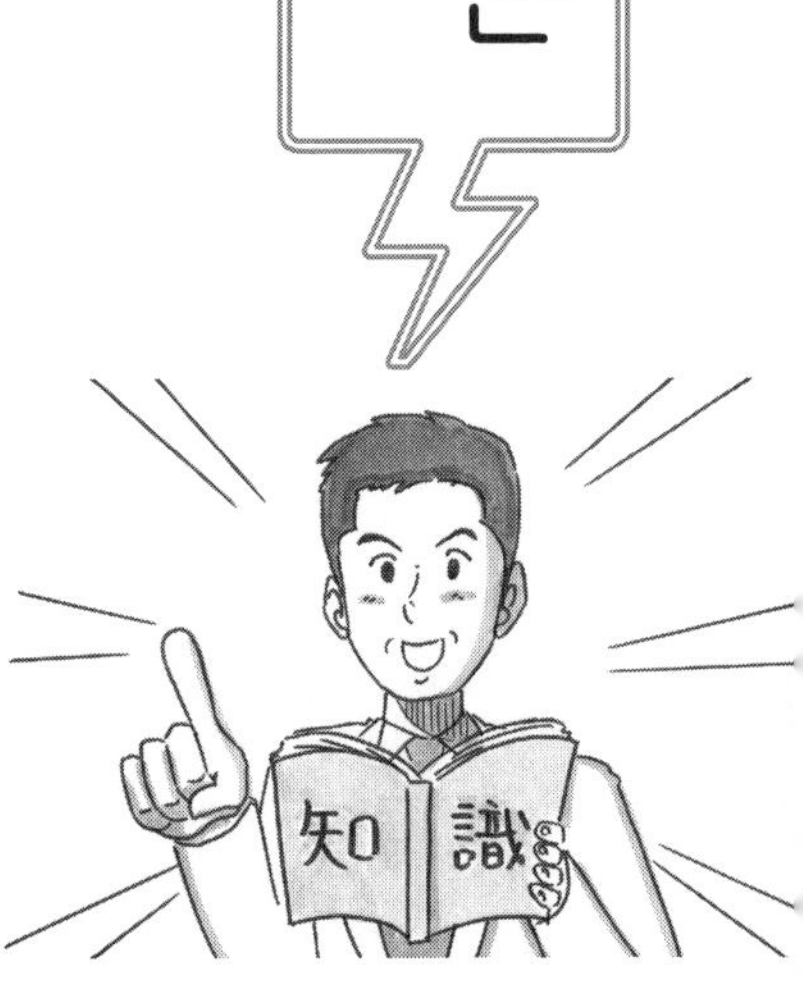

もはや家の中に、介護要員はいない!?

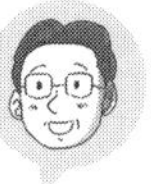

いや……でもやっぱり、患者さんの息子が家の稼ぎ頭で、外で働いているなら、家にいる時間が比較的長いお嫁さんに看てもらわなきゃいけないんじゃ？

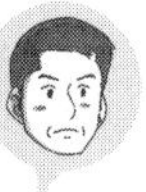

というか、そもそも今って、**認知症の患者さんのお世話を、家族だけですること自体が不可能なんですよ。**なんせ家の中に介護ができる人間がいないんですから。

少子高齢化で、日本の平均世帯人数は今や2・21人（2020年時点）※。1世帯に2人しかいないわけです。子どもが巣立ったあとの家庭って、実際そうでしょ？

2人のうち1人がボケたら、面倒を看るのはもう1人。この1人は、患者さんの面倒を看るだけでなく、家事もしなきゃいけないし、場合によっては、生活費を稼がなきゃいけないこともあります。

介護を手伝ってくれる子どもが近くに2、3人住んでいれば、まだなんとかなりますが……。手伝ってくれる子どもが1人しかいない場合はまず無理ですね！

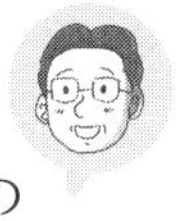

で、でも……。年をとった親の面倒を看るのは子どもの務めだし、なるべく世間様の手を煩《わずら》わせないっていうのは常識でしょう……？

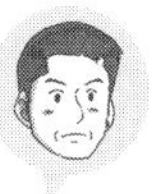

それ、いつの時代の常識ですか？　そんな常識とっくにカビが生えていますよ！

今や、**社会の力は積極的にアテにして、介護サービスの利用はもちろん、老人介護施設もバンバン利用するというのが、認知症介護の常識**です！

そもそも、日本では2000年から「介護保険制度」が始まって、患者さんは、訪問介護サービスや、デイサービスなどの通所系サービス、介護施設や、福祉用具のレンタルサービスなどを、格安で利用できるようになったわけですが……。

※国立社会保障・人口問題研究所による推計

これは、**国が「みなさん、この制度を使ってラクして介護してください」と言っている、ということです。**言い方を変えると、**国が「家族だけで、高齢者や認知症患者さんを看るのはもう無理ですよ」とアナウンスしたということでもあります。**

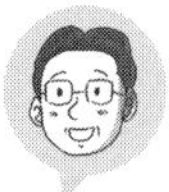
国が……！

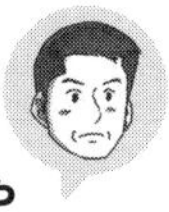
家族の中に介護できる人がいない今どきの介護は、**介護サービスを使う前提でようやく成り立つもの。**それを知らず「嫁にやらせよう」「家族は忙しいから、自分1人でやろう」なんて考えていると、その家庭は……。

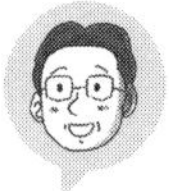
家庭は？　どうなるんですか？

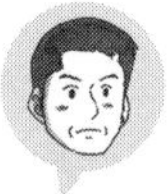
破綻します！

だってTさん、もしあなたが「妻は忙しいから、自分1人で母を介護しよう」と頑張った末に倒れたら？　そして、そのとき、訪問介護サービスも、デイサービスなどの通所系サービスも、介護施設も使っていなかったら？

介護のすべてを1人で抱え込むことになるお嫁さんは、がんじがらめになって、仕事にも出られず、家計は破綻し、税収も減り……。そんな家族が増えれば、介護保険制度も破綻です。つまり、**家族だけで看るのって、社会迷惑ですらある。**今って、**家族の外にある介護サービスを頼るのが常識**なんです！

患者さんや、介護をしない家族の中には、「デイサービスなんて行きたくない」「施設には入れたくない」という方も多いんですが、行ってもらわなければ、家庭も社会も破綻しかねない。

ですから、そうしたサービスをどんどん使うのが、社会のためでもあるんです！

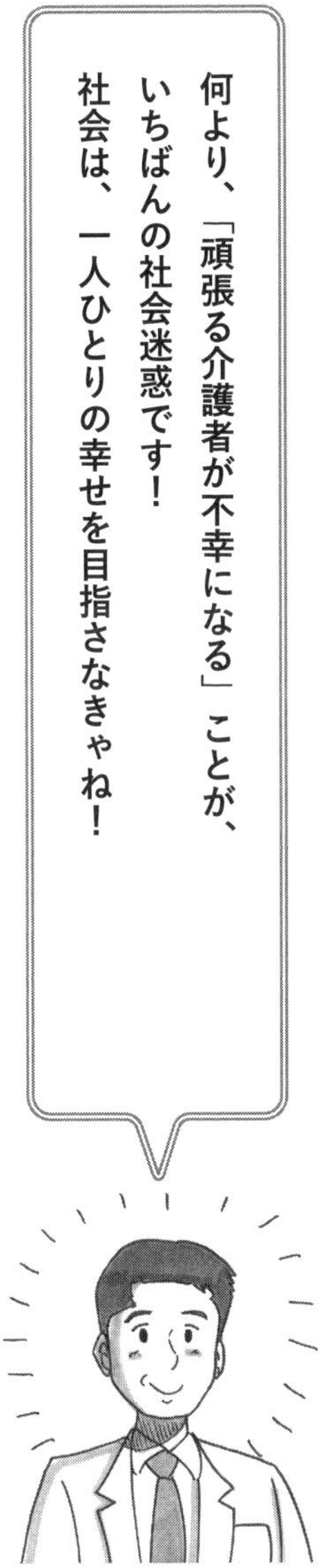
何より、「頑張る介護者が不幸になる」ことが、
いちばんの社会迷惑です！
社会は、一人ひとりの幸せを目指さなきゃね！

決断！「看取りは自宅で」という先入観を捨てる！

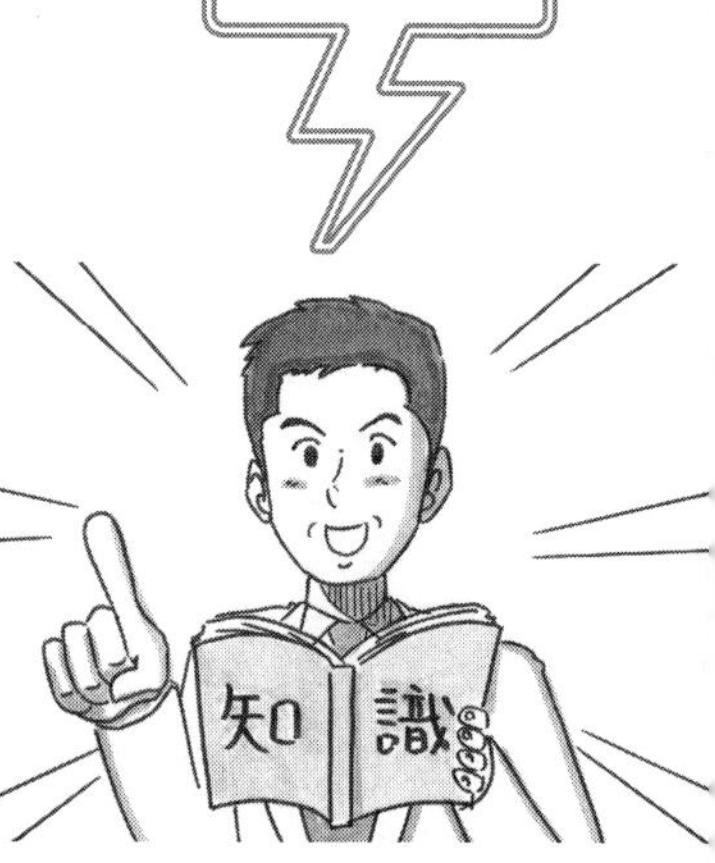

「認知症患者を、自宅で看取る」は時代遅れ!?

さらに、認知症患者さんのご家族にしてほしい重要な決断があります。
それが、**「ボケた家族を最期まで自宅で看る」**とか、**「看取りは自宅で」という先入観を捨てる**、という決断です。

そ、それって、ボケたら最期まで施設に入れとけ……ってことですか？

いやいや先生、それはさすがに冷たすぎません!?

冷たくないです。施設に預けっぱなしで面会にも滅多に行かないのなら、それは冷たいと思いますけどね。

でも、一般的な家庭の介護要員は今やとても少ない。だから、徘徊が出た患者さんや、寝たきりの患者さんを家で最期まで看るのは、現実的に非常に厳しいんです。あ、認知症患者さんは最後には寝たきりになることが多い。老衰と一緒です。

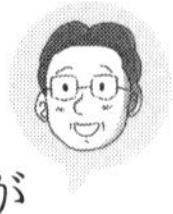

そ、そりゃ、寝たきりの人をうちで看るなら、誰かしらいつもそばに付いている人が必要だから、人手がないのは致命的かもしれませんけど……。

でもそれなら、介護保険を使って、訪問介護さんに来てもらえばいいのでは？

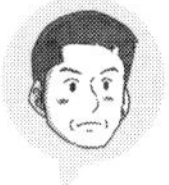

まぁ、やりたいなら、そうするのもいいですけど。

でも今、それやっているお宅って、ほとんどないんですよ。

私が経営している医療法人でも、開業当初から「ずっと我が家で暮らしたい」という患者さんの希望を叶えるために、自宅での看取りのお手伝いをしてきました。

でも、年々そうしたお宅が減ってきて、２０００年の開業時は１００％自宅での看取りだったのが、**2023年の自宅での看取りはたったの1割。残りの9割は施設での看取りでした。**

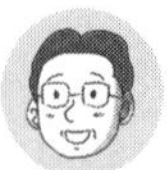

自宅は1割！　そんなに少ないんですか！

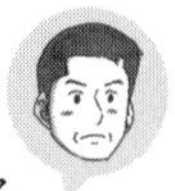

やっぱり、どれだけ長く生きるかわからない認知症患者さんを、ずっと家で看続けるのは、精神的にも肉体的にもしんどいですからね。**超・高齢化で患者さんの寿命がどんどん延びている現在、自宅での介護や看取りは時代遅れなんです。**

たとえば、これが末期がんの患者さんで余命わずかだとわかっているなら、自宅での看取りもアリだと思うんですけども……。

患者さんを施設に預けても、家族にはできるケアがある

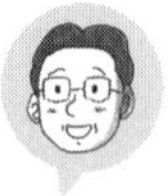

でも施設だなんて……。なんだか親を見捨てるみたいで。

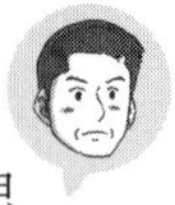

……あれ？　もしかして、患者さんを施設に預けたら、家族は何もしなくていいと思っています？

とんでもない！　患者さんが施設に入っても、ご家族にはやることがけっこうあり

ます。あとでくわしく話しますが（216ページ参照）、家族のお世話の手間は半分程度に減るだけです。

施設に預けたら終わりではなく、**施設に入った患者さんのために、家族にはすべきケア、できるケアがあります。**

ですから、家で看るのが大変な段階が来たら、**迷わず介護施設の力を頼る。**

まずは、そんなことを覚えておいてくださいね！

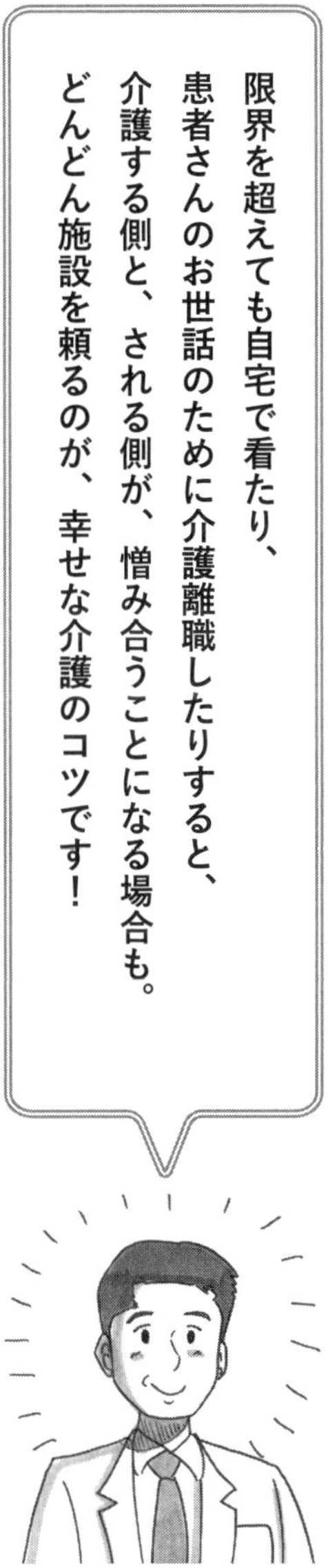
限界を超えても自宅で看たり、
患者さんのお世話のために介護離職したりすると、
介護する側と、される側が、憎み合うことになる場合も。
どんどん施設を頼るのが、幸せな介護のコツです！

Column

1人で介護している男性こそ、外部の力を頼ることを覚えて！

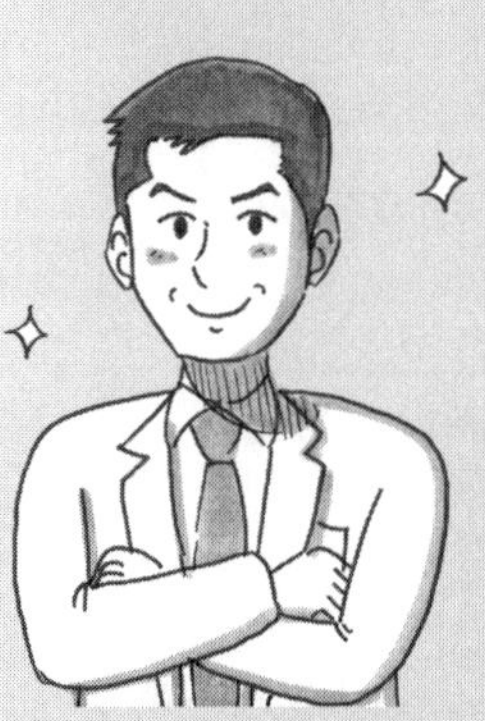

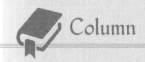

最近は認知症の親御さんの面倒を、退職後の息子さんが看ることも増えてきました。高齢化が進んで親御さんが長生きしますから、認知症が出てくるのが、息子さんの退職後……ということも多いんですね。

そのとき、お嫁さんはパートをしているなどして、家の中で時間があるのは退職後の息子さんだけのこともあります。あるいは、未婚の方が1人で親御さんの介護をしているケースも多いです。

それで、男性の介護者さんなんですが、「やる」と決めたら、とことんやろうとする方が少なくありません。しかも、男性の多くは、周りの力を頼ることに慣れていません。

そのせいで、患者さんの食事のお世話を始め、通院や散歩の付き添いや、入浴のお世話、おむつ交換なども、たった1人でやろうとします。そうやって頑張りすぎた結果、介護ウツになる方がけっこういるのです。

そんな男性介護者さんにお伝えしたいのが、「外部の力を頼ることを覚えてください」ということ。

私も男だからわかりますが、「助けてほしい」と周囲に言うの、慣れていないとちょっと勇気がいりますよね。

でも、1人しかいない介護者さんが倒れると、患者さんの面倒を看る人がいなくなってしまいます。そうなれば困るのは患者さんです。

ですから、介護者さんに余裕があるうちから、ケアマネジャー（第3章）や介護サービス（第5章）などの外部の力を頼れるようにしておく。

それが、あなたの大切な家族を守ることに繋がります。

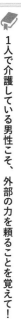

第2章

「家族の認知症に気づいたとき」にする決断

おじいちゃん、おばあちゃんが「ちょっと変だな」と気づいたとき、すぐに「こうする！」と決断することで、患者さんの認知症の進行をゆっくりにできたり、のちの介護をちょっとラクにできたりします。

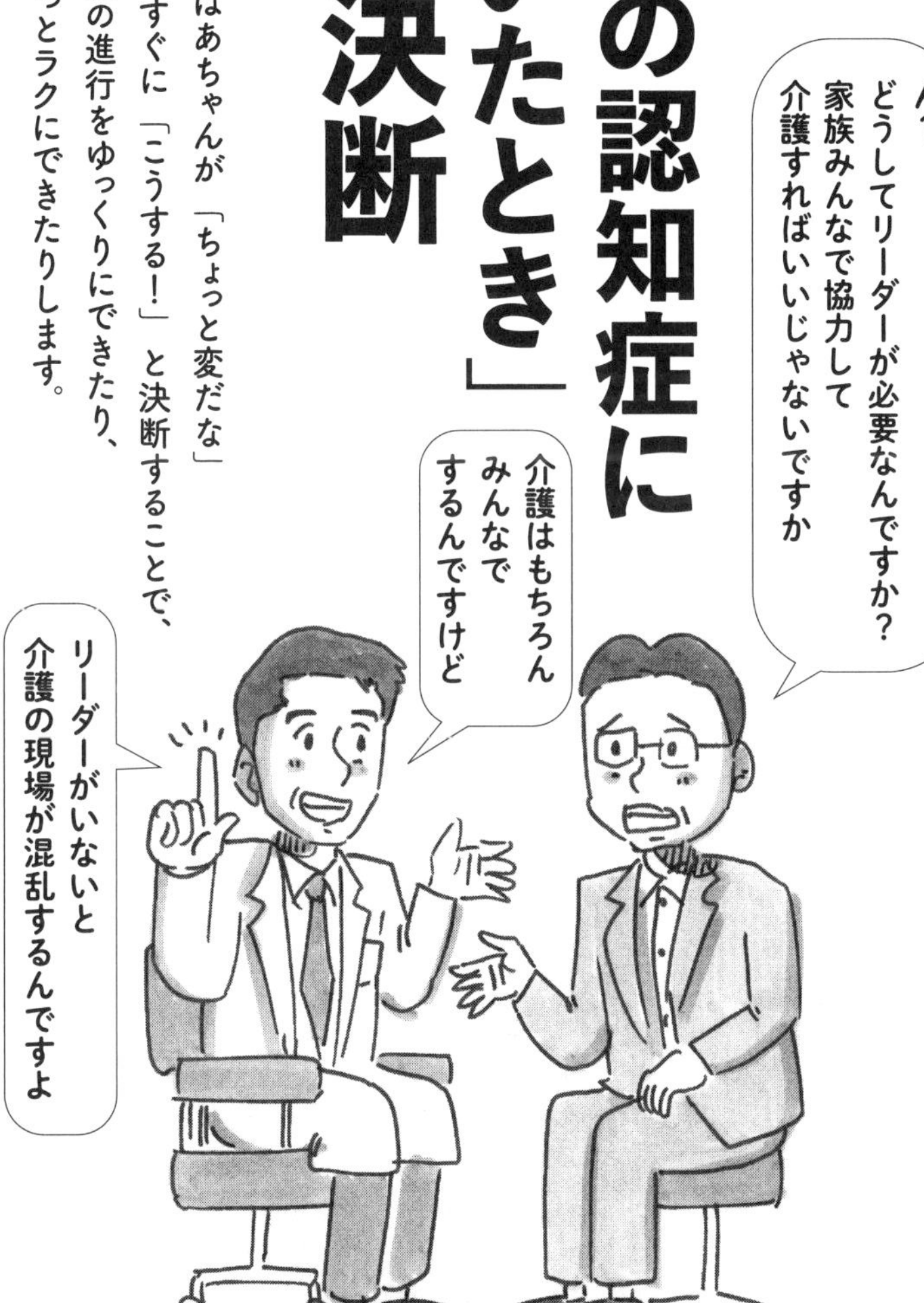
ん？どうしてリーダーが必要なんですか？家族みんなで協力して介護すればいいじゃないですか
介護はもちろんみんなでするんですけど
リーダーがいないと介護の現場が混乱するんですよ

決断! まずは、正しい医療機関を選ぶ!

ここでつまずくと、介護生活がハードモードに!

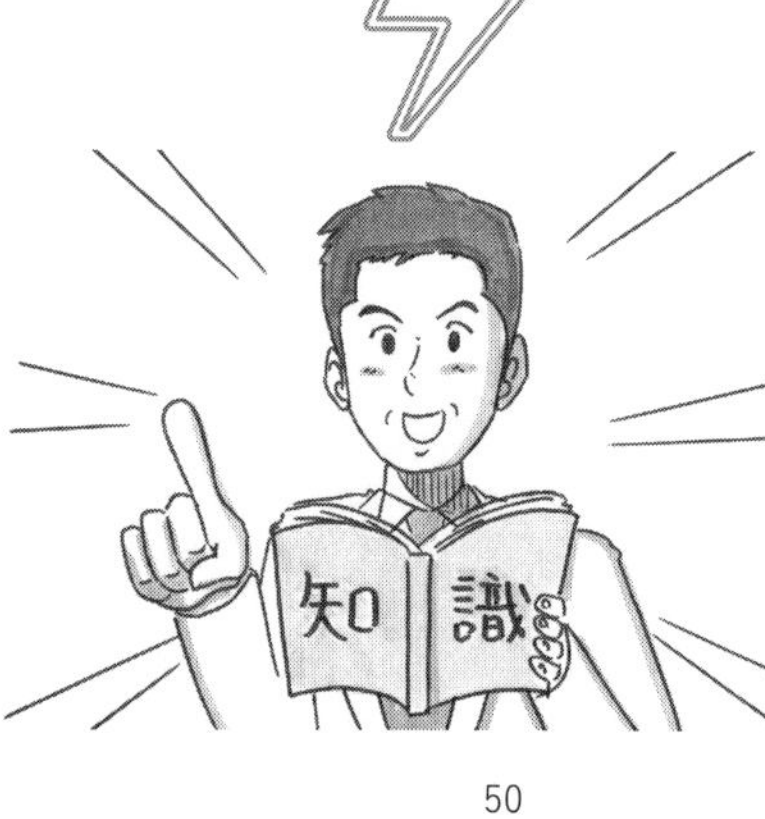
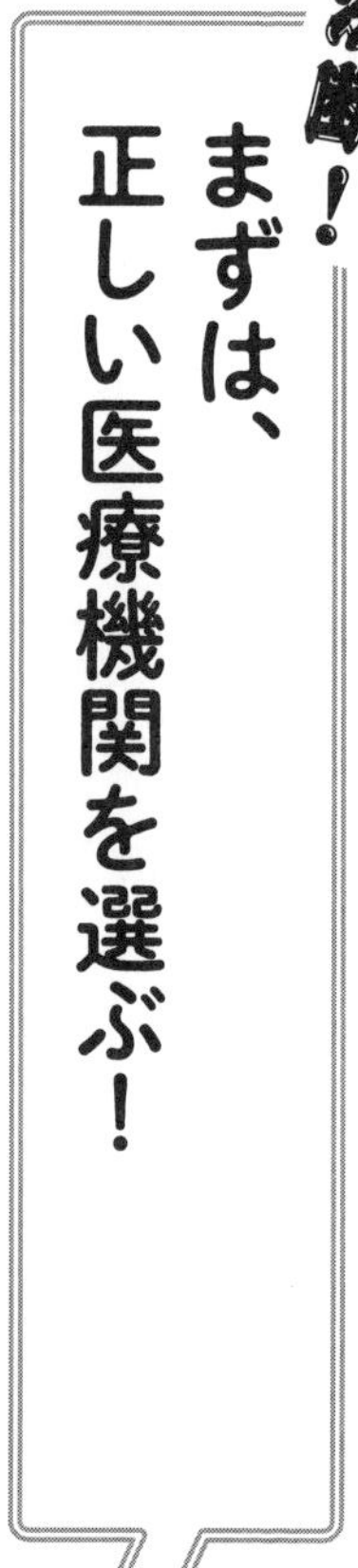

では、まず医療機関選びについて教えてください。

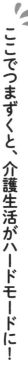

「あれ、家族がちょっとボケてきているかも?」と思ったら、一体、何科を受診すればいいんでしょう? スマホで「認知症、病院」で検索すると、いろんなとこが出てきますよね。脳外科、精神科、認知症外来、老年科……。

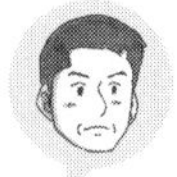

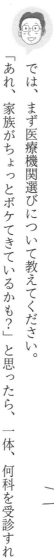

いろいろあって迷いますよね。

でも、医療機関選びはすごく重要です! **最初に間違ったところに行くと、認知症なのに認知症と診断されなかったり、そのせいで要介護認定が受けられなかったり、誤った薬を処方されて患者さんの症状が悪化したりして、介護がものすごーく大変に**

なることがあります！　それで苦労しているお宅、実は少なくないんです。

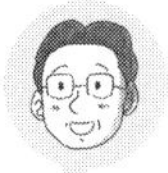

めちゃくちゃ怖い話じゃないですか。じゃあ、どこに行くのが正解ですか？

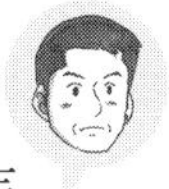

まず、**認知症を専門的に診るのは、「脳神経内科」です。**ただ、脳神経内科の専門医って日本だと少なくて、全国に６５００人程度しかいません。なので、お住まいの地域によっては探すのが大変かもしれませんね。ちなみに、僕も脳神経内科医です。あと、最近だと、総合病院の**「認知症外来」**。ここも、認知症を専門に診てくれるのでいいと思います。やっぱり**頼りになるのは認知症の専門家です！**

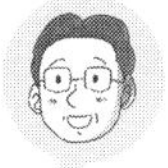

それなら、「老年科」っていうのはどうですか？　これは認知症の専門家……？

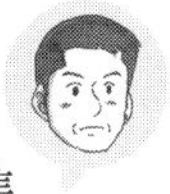

老年科は、高齢者の身体・脳・メンタルを総合的に診てくれる、高齢者の専門家の集まりです。ただ、その中に認知症の専門家がいるかどうかは病院によるので、行こうとしている病院に認知症の専門家がいるかどうか、まず調べてください。

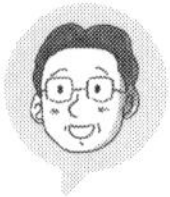

へ～。それなら「認知症サポート医」、これは認知症の専門家ですよね？

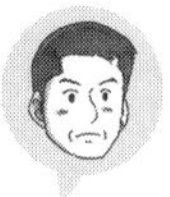

ん～……。「サポート」ですからねぇ。「専門」ではないんでしょうね。

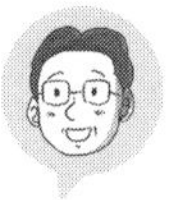

あくまでサポートということですね。
それなら、精神科はどうですか？

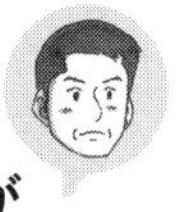

このへんは、場合によってはオススメです。認知症患者さんの中には、**幻覚や妄想が強く出て、すごく怒りっぽくなったり、ひどく暴れたりする方がいます。精神科は、こういう患者さんの対応がうまいですね。**
ただ、幻覚や妄想がひどくないなら、やはり認知症の専門家を頼ってください。

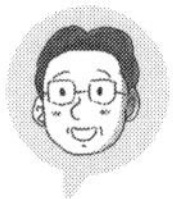

精神科は、幻覚や妄想の専門家なわけですね。
それなら、脳神経外科は？　脳の専門家だからよさそうですけど。

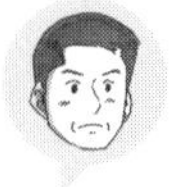

これねぇ、みなさんよく勘違いするんですけども……。

外科って、基本的に手術をするところでしょ。でも、外科の先生は手術が専門なので、認知症にくわしくないことが多いんです。

ただ、脳外科の先生が個人で開業すると、すごく熱心に認知症を勉強されることもあります。

なので、一概には言えませんが、**総合病院の脳神経外科は認知症を診る科ではない**、ということは覚えておいて損はないと思いますよ。

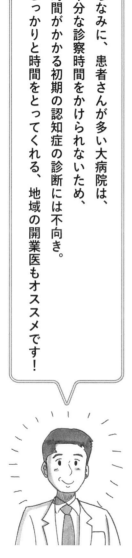

ちなみに、患者さんが多い大病院は、十分な診察時間をかけられないため、時間がかかる初期の認知症の診断には不向き。しっかりと時間をとってくれる、地域の開業医もオススメです！

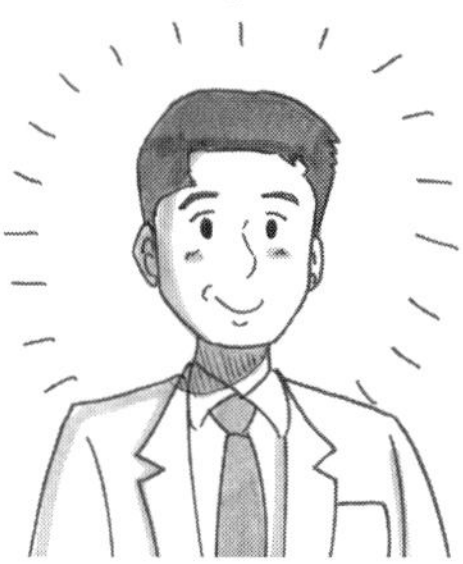

決断！

患者さんの異変に気づいたら、迷わず受診させる！

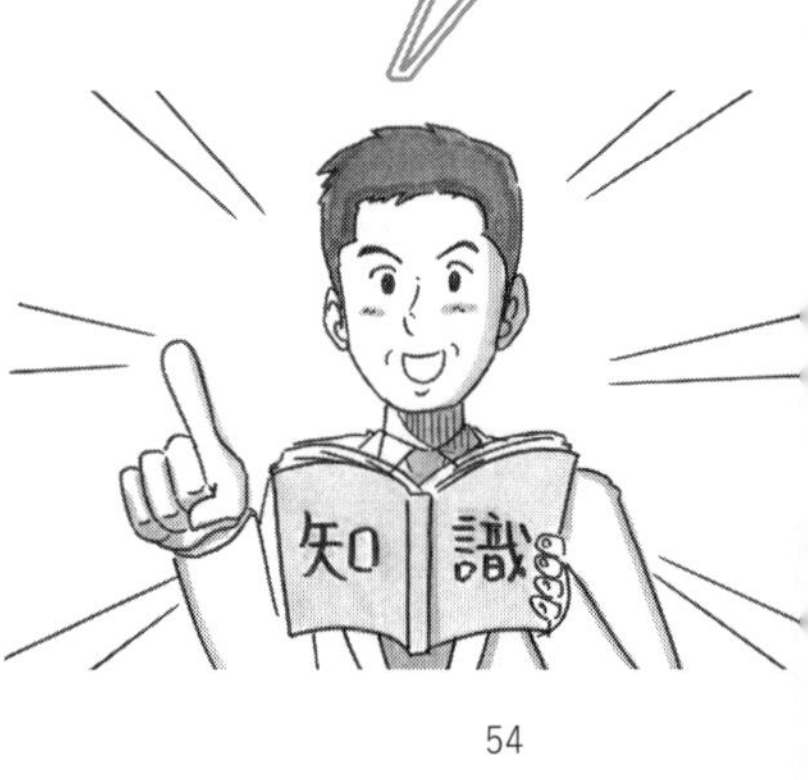

かたくなに受診拒否する人ほど、早めの受診が必要

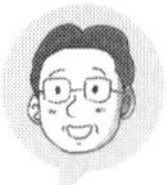

患者さんを連れていく医療機関はわかりました。

でも家族が「最近ちょっと変だから、病院行こうか」と本人に言うのって、勇気がいりますよね。本人に「認知症かも」って言ったらショックを受けそうだし。

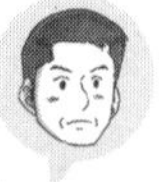

やっぱり家族が患者さんに受診を勧めたときに、ケンカになってしまうことってあるんですね。

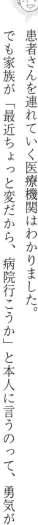

そういうときって、だいたい、配偶者さんだったり、お子さんだったりが、「普段はなんともないんだけど、ときどきちょっとおかしくなるときもあるから、頭を診てもらわない？　早いうちだと、効く薬もあるみたいだから……」みたいなことを言って、

患者さんを説得しようとするわけです。

でも、一部の患者さんは、「うるせぇ！　これくらい、自分の歳なら普通だわ！　病院なんか行かん！」みたいな感じになってしまう。

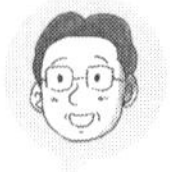

なんでそんなに嫌がるんですか？

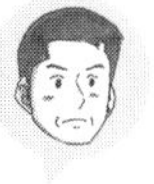

プライドもあるのかもしれませんけど……。**たとえばアルツハイマー型認知症の場合だと、初めに「理性」を司る脳の前頭葉の機能が低下します。そのせいで、ガマンがきかなくなるんです。**なので、認知症の初期の患者さんって、カッとなりやすいし、暴言も出やすくて、周りとケンカしやすい。

それで、「病院に行こう」と言っても、「うるさい！　黙れ！」となってしまう。

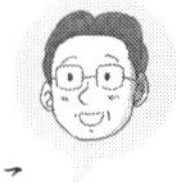

じゃあ、「認知症かもしれないから、病院に行こう」って言ったら、怒ってかたくなに受診拒否する人って……。

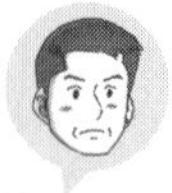

そうなんです。

「かたくなな受診拒否は、認知症決定！」と言ってもいいくらい。

逆に、家族に「最近ちょっと変だから、病院に行かない？」と言われて、「じゃあ行ってみようかね」と言える人は、人の気遣いや助言を受け入れるだけの理性が残っています。だから、認知症であったとしてもかなり初期の可能性が高いんです。

認知症の初期なら、進行をゆっくりにできるかもしれません

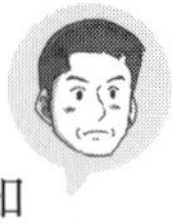

ちなみに、もの忘れや「自分は変かも」という自覚がある方は、かなり初期か、認知症発症前の予備軍であることが多いです。

うちのクリニックでは初診のとき、私が患者さんに「ご自身で、もの忘れがあると感じますか？」と聞くんですけど、このとき「少しあります」と答える方は、たいてい軽度なんですね。でも、「いや、もの忘れなんか全然ないですよ！」という方は、認知症がけっこう進行していることが多くて。

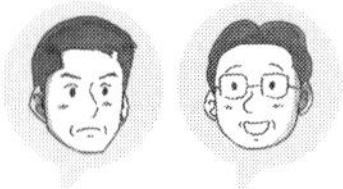

なるほど、忘れたことも忘れている、っていう。

そうそう。

だけど、**認知症予備軍や初期の段階なら、病気の種類によっては認知症の進行をゆっくりにできるお薬もある**んです。だから、**ご家族が「なんとなく変だ」と気づいていたのに、患者さんに「認知症かもしれないから、病院に行こう」と言うのをためらって、受診が遅れた……というのが、いちばんもったいなくて。**

というわけで、家族が「認知症かも？」と思ったら「すぐに医療機関に連れていく！」と決めてください！

「怒りやすくなる」のは、〝認知症患者さんあるある〟。
それまでおだやかだった方が、
50代を超えて急に怒りっぽくなったら、
ご家族は認知症の可能性を考えてみてください。

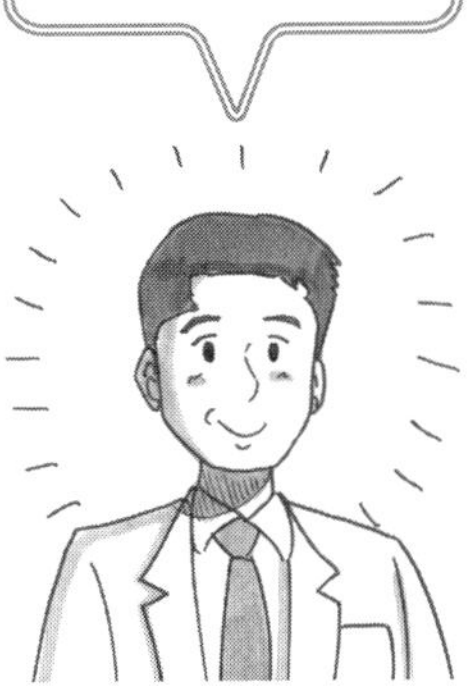

決断！ 患者さんを受診させる、うまい説得の仕方を覚えておく！

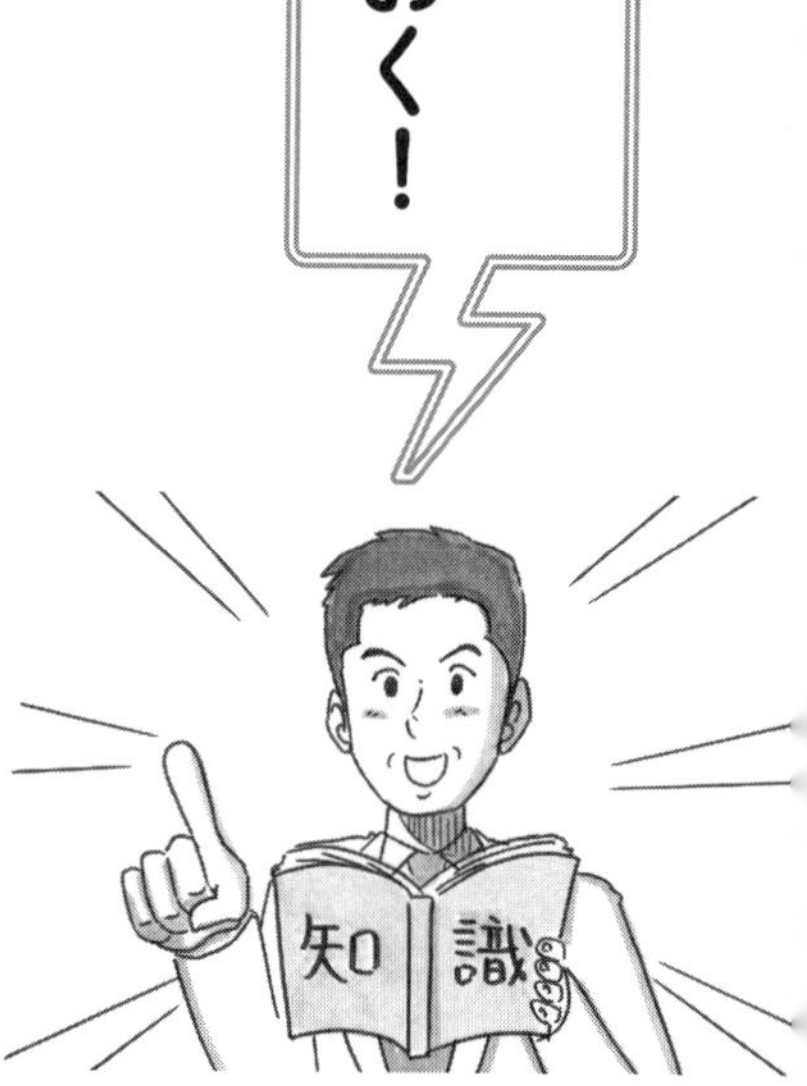

「公的機関」や「異性」を頼る！

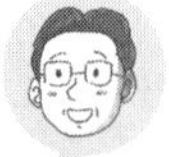

うーん……でもやっぱり、家族に「認知症っぽいから、病院に行こう」って言うの、なんか緊張しますね。患者さんがスムーズに病院に行ってくれる、うまい説得の仕方ってありませんか？

たとえば、前著『ボケ日和』では、「**公的機関を言い訳に使ってください**」とおっしゃっていましたよね。昭和のお年寄りは権威に弱いから、「市役所から検診の案内が来ているから、ちょっと病院に行こう」なんて言うと、わりとすんなり行ってくれるって。

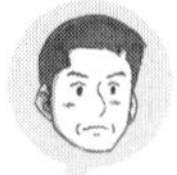

そうなんですよ。実際、お役所を持ち出すと、「ほんなら、行こか」と言ってくれる

方は、けっこう多いです。

あと、オススメなのは、**異性のお子さんや親戚から言ってもらう**ことかな。

ん？　たとえば、患者さんがお父さんなら娘さん、患者さんがお母さんなら息子さんから、「病院に行こう」って言ってもらう……ってことですか？

あるいは、患者さんの異性の兄弟姉妹から言ってもらう？

そう。

結局、人間っていくつになっても、異性には甘いというか、異性の前だと物わかりのいい顔をしたがるというか（笑）。

これが同性だと遠慮がなくなって、「嫌だ！　行かない！」となることも多いんですけどね。**配偶者さんが「病院に行こう」と言っても聞いてくれない場合でも、配偶者さん以外の異性が言うと、あっさり「行こか」となることがあります。**

それは……配偶者さんはイラッとするでしょうねぇ。

でしょうねぇ。でもまぁ、人間なんてそんなもんでしょ。Tさんだって、奥さんじゃない女性に可愛く言われたら、「行くかな」ってなるでしょ？

……なりますね。

その歩き方、認知症かもしれません

あとは、**歩き方を指摘して、受診を促す**というのもいいかもしれません。
「認知症」とひと口にいっても、アルツハイマー型認知症、血管性認知症、レビー小体型認知症、前頭側頭型認知症……など、いろいろあるんですけども。
中でも、**脳血管性認知症の場合、歩き方に特徴が出ます。患者さんは前かがみになって、小股でちょこちょこ歩く**ようになるんですね。

へぇ〜！　脳の状態が、歩き方に出ることがあるんですね。

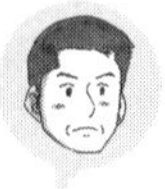

そうなんです。
あとは、**認知症を引き起こす正常圧水頭症になると、歩幅が狭くなったり、すり足で歩くようになったりして、転びやすく**なったりします。
なので、「最近、歩き方がちょっと変だよ。歩幅が狭くなって、転びやすくなっているよね。もしかすると、脳に病気があるかもしれないから、一度診てもらおう」と言ってみるのもいいと思いますよ。

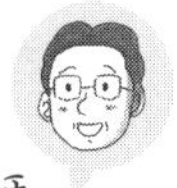

確かに、「ボケてきているかも」と言われるより、「歩き方がおかしい」と言われたほうが、すんなり病院に行こうと思えますね。それ、いいですね！

上手に患者さんを説得して、早めに治療を始めることで、患者さんも家族も、あとあとラクになります！

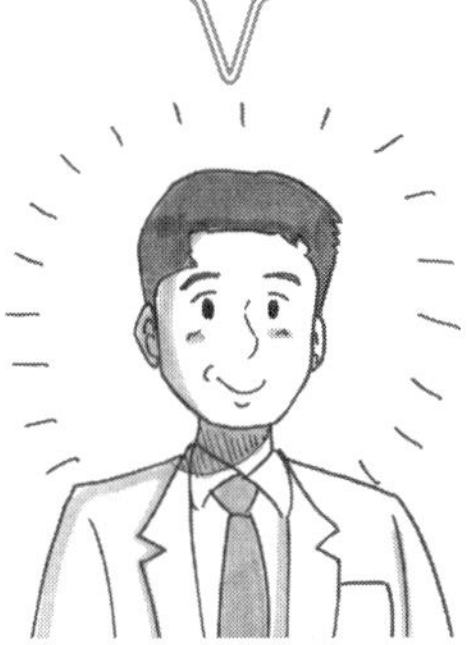

決断！ 医療機関には、必ず家族が付き添う！

記憶があいまいな患者さんを、家族がサポート

実際に受診することになったら、ぜひご家族にしてほしいのは、**医療機関には必ずご家族の誰かが付き添う**ということです。

……まぁ、わざわざ言わなくても、たいていのご家族は、そうなさいますけども。

患者さんを1人で行かせるのは心配だから、付き添うとは思いますけど……。でも、なんでわざわざ、家族がそれを意識する必要があるんですか？

それが、**適切な治療のために必要だからです。**

やっぱり「認知症」という病気の特性上、患者さんは医師の診断を聞いても忘れて

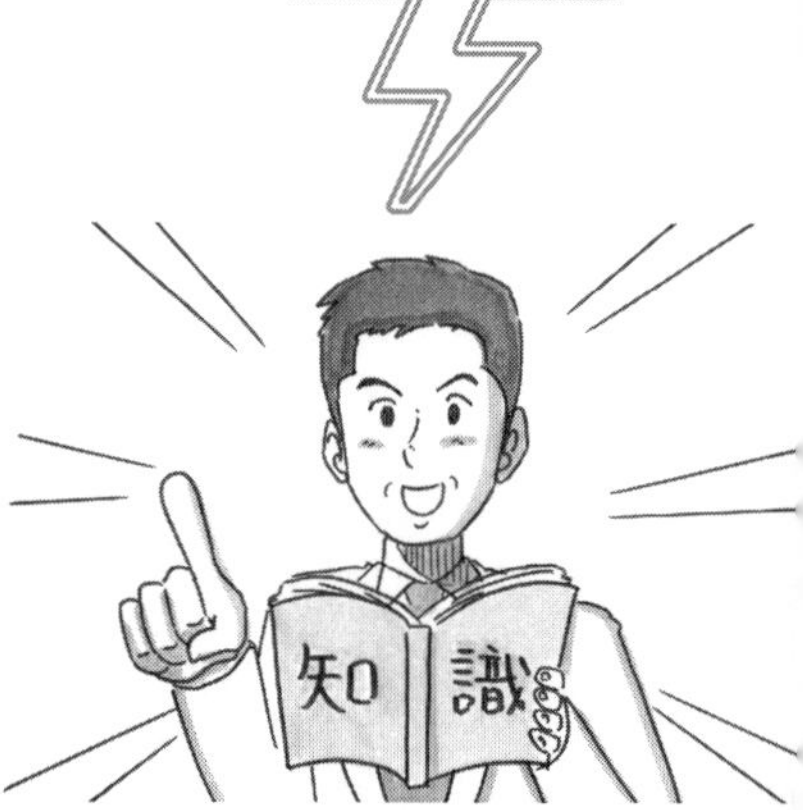

しまいますし、そのせいで薬を飲むことや、次の診療日なんかも忘れてしまいます。そうやって治療にまつわる大切なことを忘れてしまったせいで、治療でゆっくりにできたかもしれない認知症が、どんどん進んでしまうこともあるわけです。

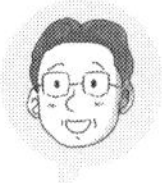

その点、お薬や通院スケジュールを管理してくれる人がいれば安心ですね。

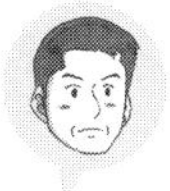

そうなんです。
それに、診察室で医師に、患者さんの普段の様子を伝えられるのって、やっぱり一緒に暮らしているご家族です。
たとえば、**同じ「もの忘れ」を発症している患者さんでも、普段ボーッとしていて気力がないのか、それとも、やたらとカッカしてささいなことで怒るのか。それによって処方するお薬が変わってくるんですね。**

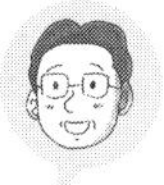

へぇ、患者さんがウツっぽいか、怒りっぽいかで、薬が変わるんですね。

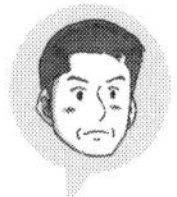

そうなんですよ。
患者さんのそういう様子を客観的に見て医師に伝えられるのは、やっぱり患者さん本人じゃなくて、ご家族なので。

だから、**正確な診断のためにも、ご家族の付き添いが不可欠**なんですね。

処方されたその薬、患者さんの症状にふさわしい？

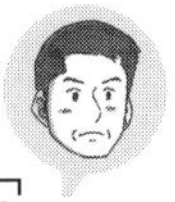

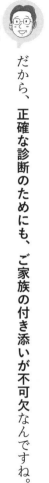

ちなみにお薬ですけど、**患者さんがウツっぽいときは、「アリセプト」「レミニール」「リバスタッチ／イクセロンパッチ」などの、気持ちを元気にするもの。患者さんが怒りっぽいときは「メマリー」といった、気持ちを落ち着かせるものを、**医師は処方する必要があります。
ただ……この使い分け、医師でも、意外と知らない方が多くてですね。
でもこれ、間違えると、けっこう大変なことになるんです。

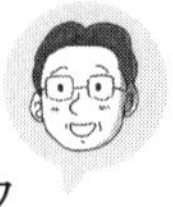

ええっと……ウツっぽい患者さんに、気持ちを落ち着かせる薬を与えたら、もっとウツっぽくなる。逆に、怒りっぽい人に、気持ちが元気になる薬を与えたら、さらに攻撃的になる……ってことですか？

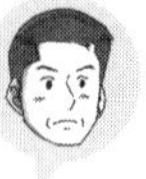

そうなんですよ。怖いでしょ？

そうなると患者さんはもちろん、面倒を看るご家族も、薬を飲む前より、さらにつらいことになってしまいます。だから、薬にまつわる知識をご家族が持っておくことは、すごく重要なんですね。

患者さんの病状を、家族が把握しておくことが、適切な治療の第一歩です！

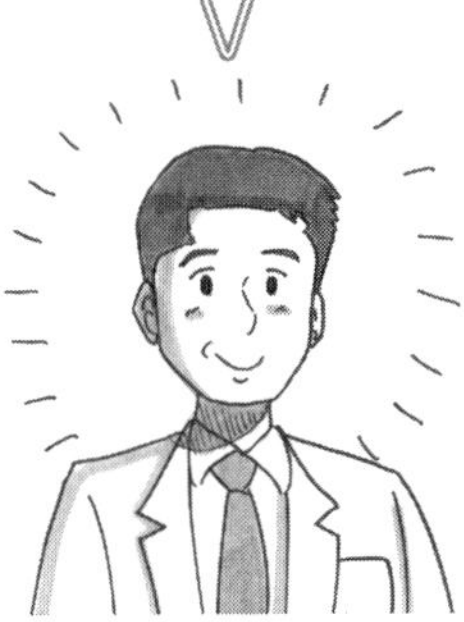

決断！ 患者さんに気になる症状が出たら、動画を撮る！

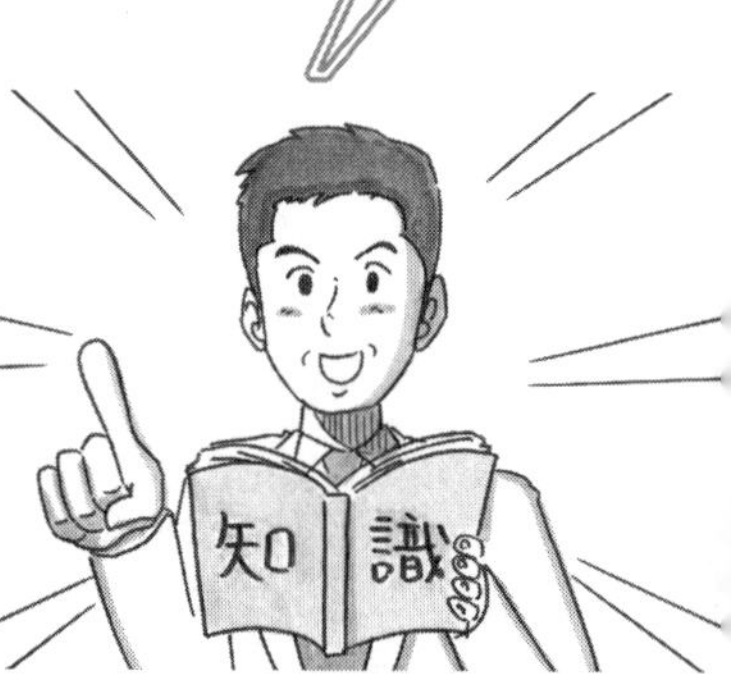

動画が、適切な診断に繋がることも

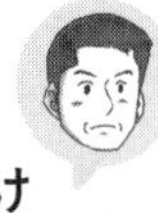

そうそう、患者さんに気になる症状が出ているときは、**動画を撮っておいていただけると、すごくいい**と思います。

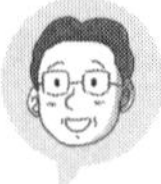

動画ですか？

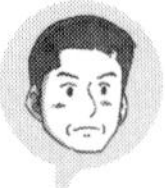

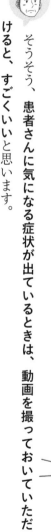

そう、受診の際に、それを医師に見せてほしいんです。
そうすることで、**医師が適切な診断をくだせる場合があるんですね。**
たとえば、患者さんの付き添いできたご家族が「最近、うちのおじいちゃんがやたらと怒りっぽくて、家族は困っているんです」と医師に教えてくれたとします。でも、

「やたらと怒りっぽい」というのが、どの程度のものなのか、やっぱり言葉だけでは伝わりづらいわけです。

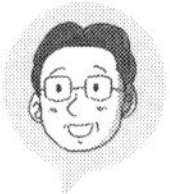

怒っているところを実際に見てみないと、わからない。

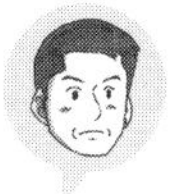

そうなんですよ。

自宅では傍若無人にふるまう患者さんも、診察室ではよそ行きの顔になって、たいてい大人しくなっちゃいますしね。だから、**患者さんが怒っているところを医師が見ようと思っても、なかなか見られない**わけです。

この点、動画で患者さんが怒っているところを見せてもらえれば、「この方は、誰が見てもギョッとするぐらい激しい怒りを表しているから、血管性の認知症の可能性が高いな」とわかります。

あるいは、アルツハイマーの方の場合、初期はそうでもなくても、中等度ぐらいまで進行すると激高しやすくなることがあるんですね。なので、アルツハイマーの方が激高しているところを見せてもらえれば、「ちょっと進行してきたな」ということがわかるわけです。

「失神」や「徘徊」も、余裕があったら撮影を

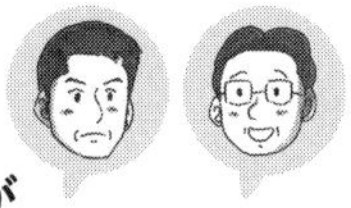

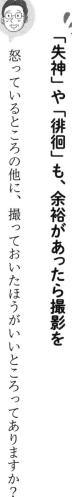

怒っているところの他に、撮っておいたほうがいいところってありますか？

最近、患者さんのご家族に撮っていただいて診断にすごく役立ったのが、**患者さんが「失神」したときの動画**ですね。

実は、認知症の患者さんって、アルツハイマーであろうが、血管性であろうが、突然、フッと意識を失うことがあるんです。たとえば、ごはんを食べている最中に倒れちゃうとか。それで、そのときの状況によっては薬をお出ししたほうがいい場合があるんですけれども。

ただ、あとで医師が「患者さんがどんなふうに倒れたか、教えてください」と聞いても、ご家族は急なことでビックリして覚えていないことも多くて。

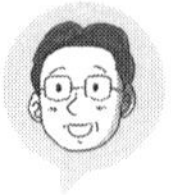
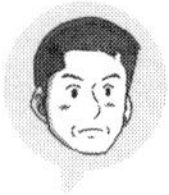

なるほど、動画があれば、そのへん、一目瞭然ですね。

そうなんです。

あるいは、**患者さんが「徘徊」しているところ**を撮っていただくのも助かりますね。

患者さんがしっかりした足取りでどこまでも歩いていくのか、それとも足元をフラつかせてヨロヨロ歩くのかで、処方するお薬が変わってきます。

百聞は一見に如かずで、実際に歩いている様子を見せていただければ、医師がどうすべきかがすぐにわかることも多いんです。

なので、動画の撮影、ぜひお願いいたします。

スマホという武器を使いこなして、認知症介護をラクにしましょう！

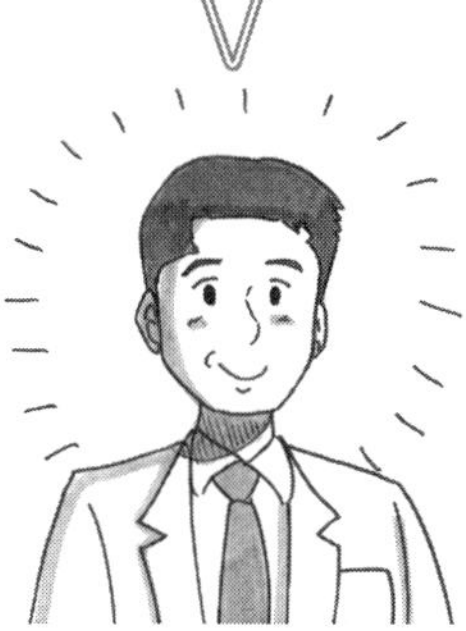

決断！ 家族の中で、介護のリーダーを決める！

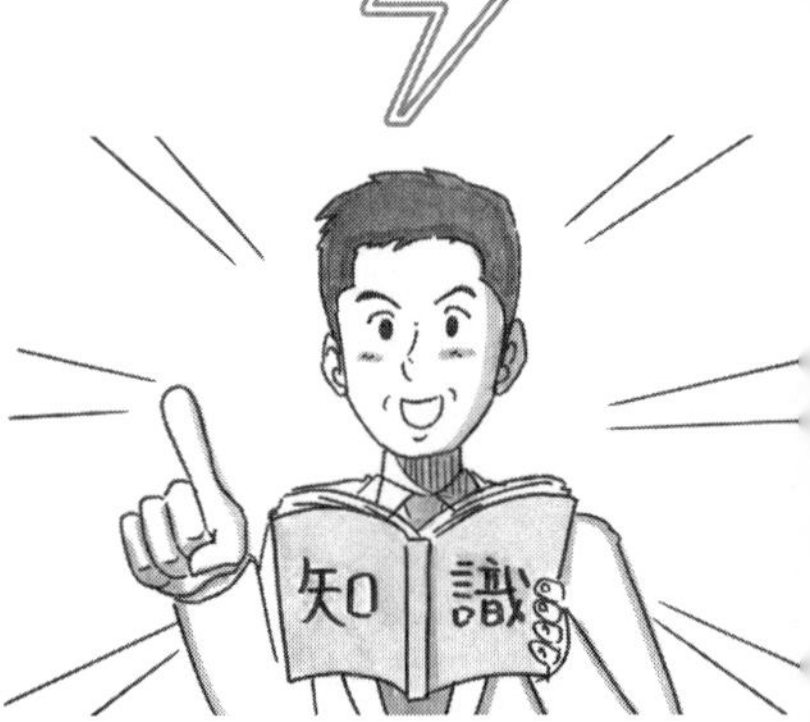

家族の中で、介護の責任者を明確に！

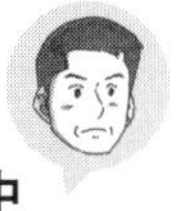

さて、あなたの家族が認知症だと診断されたら、すぐにやってほしいのが、**家族の中で介護のリーダーを決めることです。**患者さんの治療方針や施設入所などに関して、決定権を持つのは誰かを決める、ということですね。

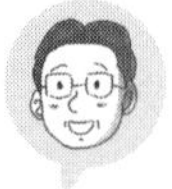

ん？　どうしてリーダーが必要なんですか？
家族みんなで協力して介護すればいいじゃないですか。

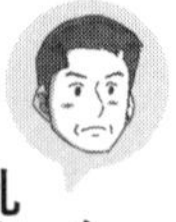

介護はもちろん、みんなでするんですけど、**リーダーがいないと、介護の現場が混乱する**んですよ。

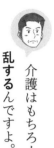

たとえばこれ、ありがちなんですけど、患者さんのお子さんが、男ばかりの3人兄弟の場合。これがもう、ホントに最悪で（笑）。

男同士って無駄に覇権争いをしたがるので、治療や介護の方針を決めるときも、「俺はこっちがいい」「いや、自分はそれには賛成できない」「僕ならこうする」とそれぞれが自己主張をするばかりで、ものごとが全然決まらないんです。

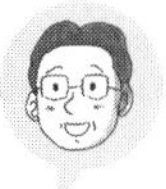

なるほど、それで介護現場は「誰の言うことを聞けばいいの？」と混乱する。

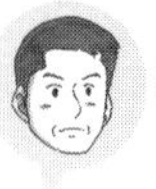

そうなんですよ。

だから、**医療スタッフや介護スタッフからすると、「患者さんのことを決めてもらうときは、この人に確認を取ればいいんだ」という責任者を決めてほしい**わけです。介護業界では、そうした責任者のことを「介護のキーパーソン」と呼びます。

それで、お子さんが一人っ子の場合は、最初から「親の面倒を看るのは、自分しかいない」とわかっているから、リーダーの自覚がちゃんとあるんですけども。

一方で、**きょうだいがいると、「で、誰がリーダー？」となりがち**です。

というのも、たとえば、「長女」、「次女」、一番下に「長男」みたいな、3人きょうだいの場合。

日本だと決定権を持つのはだいたい「長男」なんですけど、実際に介護のために動けるのは、両親の家の近所に住んでいる「次女」のこともある。こうなると、介護のリーダーは「長男」なの？「次女」なの？ それとも、一番上の「長女」なの？ と。

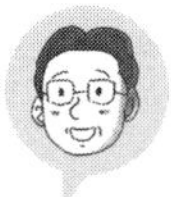

そういうことを決めておかないと、いざというときに現場は困る。

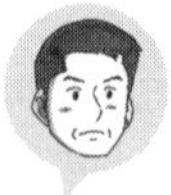

そういうことです。
それで、昔はリーダーといえば男性でしたけど、実際は、女性にも情報収集能力やコミュニケーション能力、実行力に長《た》けた優秀なリーダーがたくさんいるわけでしょ。
だから、**男女問わず、優秀で、患者さんのことをよくわかっている方、患者さんの近くにいて動ける方が、「自分がリーダーをやる！」と決断してほしいんです。**
まぁ、リーダーになる方って、「リーダーができるのは、自分しかいないだろうな」

と、なんとなくわかっていると思うんですけども……。

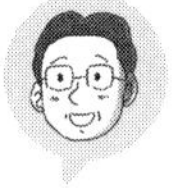

それを家族間で明確にするために、きょうだいがいたら話し合って、役割を明確にしておいたほうがいいってことですね。

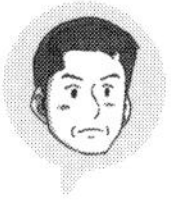

そうそう。

そして、リーダー以外のきょうだいは、サポートに回って頑張る。長くなりがちな認知症介護を乗り切るには、チームワークが不可欠ですからね。

リーダーを中心に、みんなで協力しながら、介護生活を始めましょう！

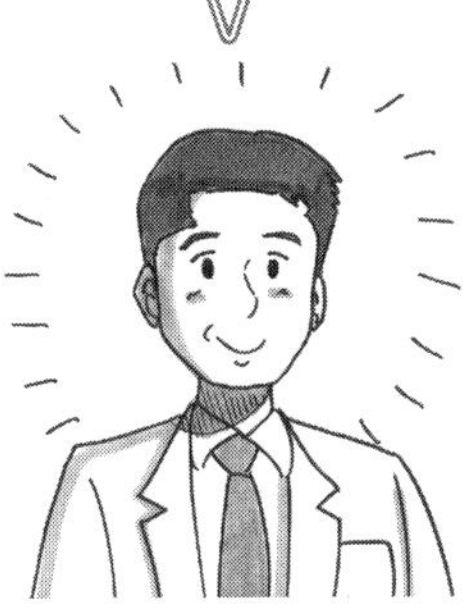

決断！ 家族は「主介護者」を守る！

いちばん介護する人を守ること＝患者さんを守ること

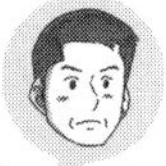

さて、介護の「リーダー」と、「サポーター」を決めたところで、忘れてはいけないのは、**家族みんなで「主介護者」を守る、**ということです。

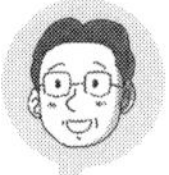

「主介護者」って、家族の中で、いちばん介護している人のことですよね？

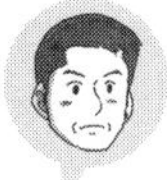

そうです。

たとえば、A家のおじいちゃんが認知症になった。

このときに、おじいちゃんの介護方針や施設入所の決定権を、同居している長男さんが持つのであれば、「リーダー」は長男さんです。で、それ以外の弟さんや妹さんな

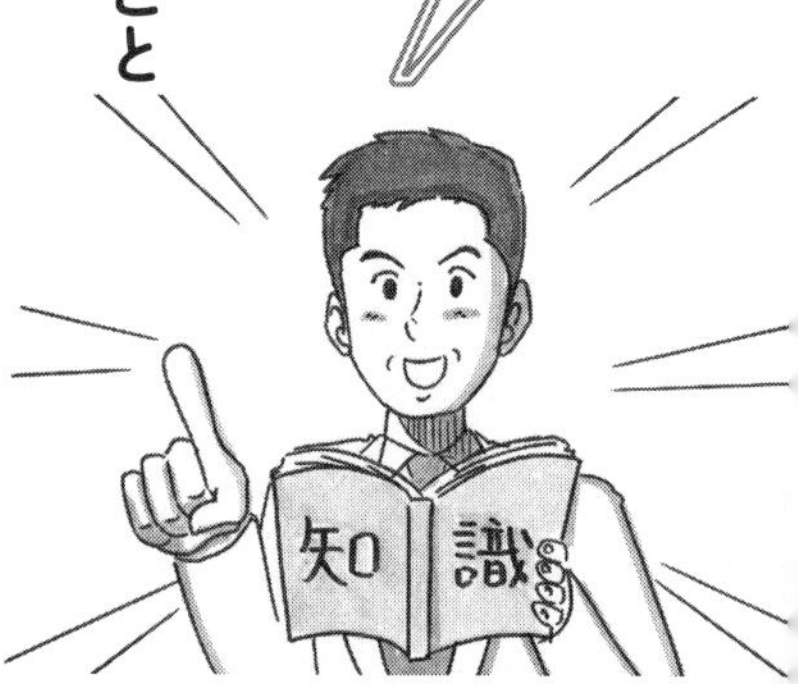

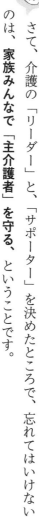

んかが「サポーター」になります。

それで実際、おじいちゃんの面倒は誰が看ているのかというと、同居している長男のお嫁さんだとします。つまり、A家の場合、「主介護者」はお嫁さんです。

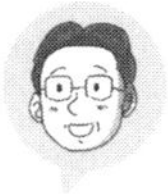

なるほど。家族はみんなで、この人を守るわけですね。
……あれ、でも守るのって、主介護者さんじゃなくて、患者さんでは？

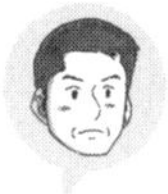

もちろん、患者さんのことも守るんですけども。
でも、家族の中で患者さんをいちばん守ってくれるのが、主介護者さんですよね。
だとすればこの人が疲れすぎないように、肉体的にも精神的にも追い込まれないようにすることが、ひいては、患者さんを守ることに繋がるわけです。

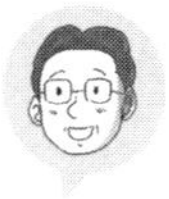

なるほど、主介護者さんを守ることは、患者さんを守ること、そのものなんですね。

離れて暮らしていることが、武器になることも

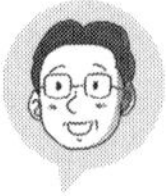

だとすると、主介護者さんを守るために、家族はどんなことができますか？

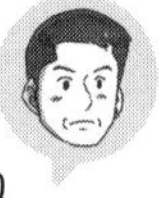

もちろん、積極的に患者さんの介護を手伝ってくれるのがいちばんいいんですけどね。ただ、サポーターさんの場合、離れたところで暮らしていて、数ヵ月に1度しか会いに来られないということもあると思います。

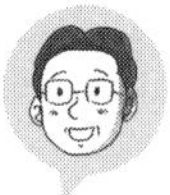

ですよね。そうなると、サポーターにできることってあまりなさそうな……。

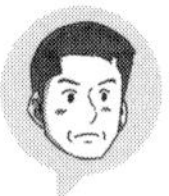

いえいえ、実は離れて暮らしている人にしか、できないこともあります。**認知症がジワジワ進行している場合、いつも患者さんと一緒にいる主介護者やリーダーや、定期的に診ている医師だと、変化に気づきにくい**こともあるんですね。

でも、久々に患者さんに会ったサポーターさんなら、「前に会ったときに比べて、症状がだいぶ進んでいるみたい。これだといつもお世話してくれている主介護者が大変

だから、もっとショートステイを使えるようにしたほうがいいかも」とか、「家で看るのはそろそろ限界かも」ということがわかるわけです。

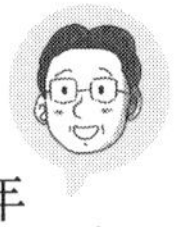

それって、毎日会っている人が徐々に3キロ痩せても気づかないけど、会うのが半年ぶりなら「あれ、なんか痩せた？」と気づく、みたいな？

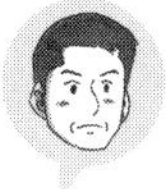

そうそう。

だから、**たまにしか来られないサポーターさんは、そのときだけでも患者さんの通院に付き添って、医師にそういうことを伝えてほしい**んです。そうすれば医師は、主介護者さんをラクにするための方法を一緒に考えられますからね。

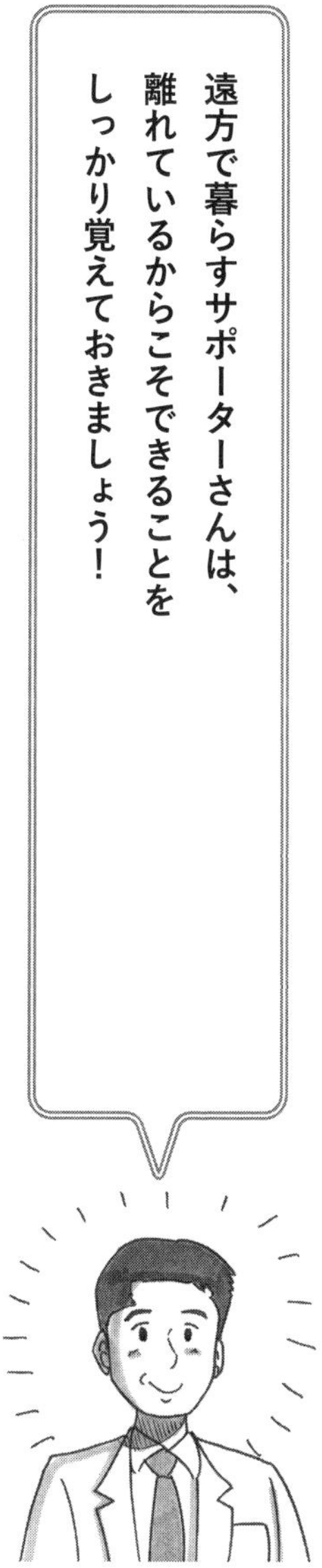
遠方で暮らすサポーターさんは、
離れているからこそできることを
しっかり覚えておきましょう！

決断！「ぽっと出症候群の人」にならない！

いらんアドバイスはせずに、自分が動く！

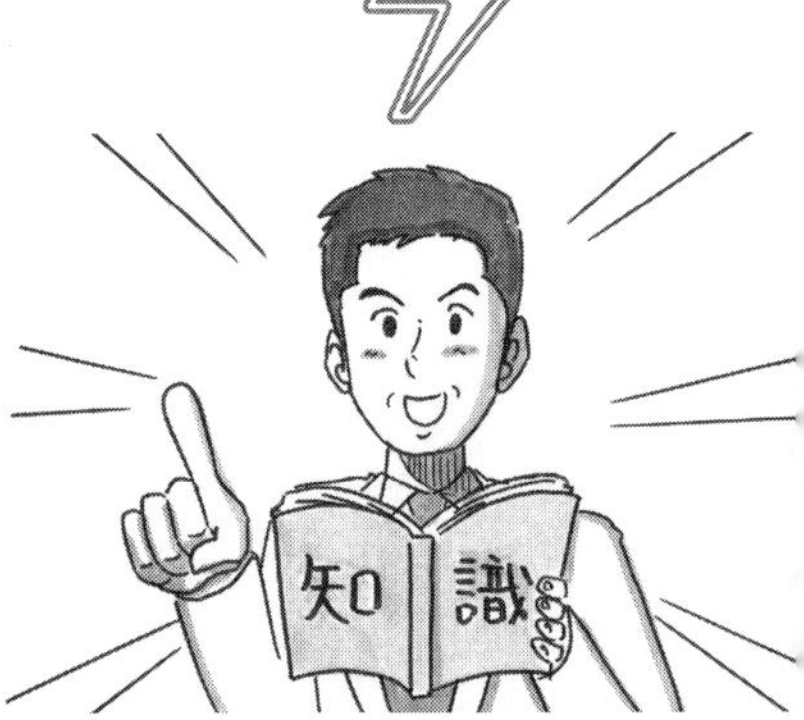

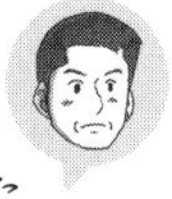

それで私、さっき、患者さんと離れて暮らしているサポーターさんに、「久々に会った患者さんの変化に注目して」みたいなことを言いましたけども。

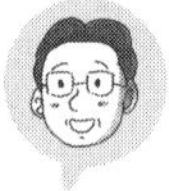

言いましたね。

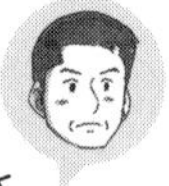

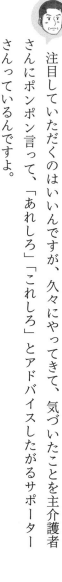

注目していただくのはいいんですが、久々にやってきて、気づいたことを主介護者さんにポンポン言って、「あれしろ」「これしろ」とアドバイスしたがるサポーターさんっているんですよ。

たとえば、「おばあちゃん、前よりボーッとしちゃっているじゃない。これじゃよくなるものもならないから、もっと外に連れ出して刺激を与えて！」とか、「普段、おじいちゃんにこんなものしか食べさせていないの!?　これじゃ、力出ないわよ。もっといいモノ食べさせて！」とか。

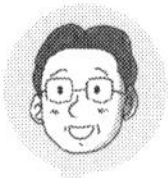

うわ〜……。なんか嫁姑マンガで、悪役小姑が言いそうなセリフですね。

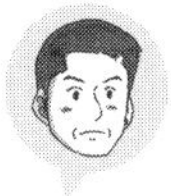

悪役小姑……？　そうなの？　そのへんはよく知りませんけども。

でも、ときどきやってきて、自分はちっとも動かないくせに、いらんアドバイスばっかりする人って、実際にいるわけです。こんなふうに、**ときどきポッとやってきて、介護者や医療スタッフに余計なことを言いたがる人のことを、「ぽっと出症候群」と呼びます。**

ちなみに、ぽっと出症候群はどうも東京に嫁いだ娘さんがなりやすい傾向があるんですが、アメリカではこれを「カリフォルニアから来た娘症候群」と呼ぶそうです。

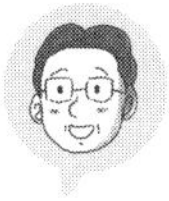

どこの国にもいるんですね、そういう人。

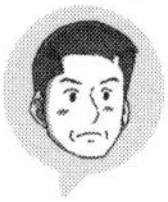

いるんですよ、これが。
こういう人の何が迷惑かって、たとえば、患者さんの認知症が進行してきて、いちばん近くでお世話をしている主介護者さんやリーダーがホントにつらくなってきた。だから、患者さんの施設入所を考えているとします。
でも、ぽっと出症候群の人って、たまにしか来なくて、普段の介護がどんなにしんどいか知らないので、「まだ家で看られるでしょ」「施設に入れるなんてひどい！」とか言うわけです。

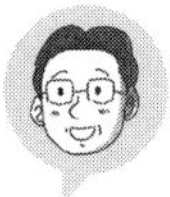

わ〜、普段お世話している人からすると、迷惑極まりないですね！

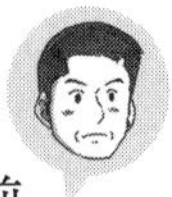

でしょ？　ホントは**遠方で暮らすサポーターさんが、ここですべきことは、**ひとつ前の項目でも言いましたけど、「認知症がだいぶ進んで、お世話するのが大変になってきていると思うから、ショートステイをもっと使えるようにお医者さんに頼んでみようか※」とか、「そろそろ施設も考えようか。どこがいいか調べてみるね」と進言して、**主介護者さんの負担を減らすために、自分が動くこと**なんです。

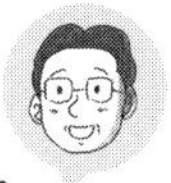

あるいは、「いつもおばあちゃんを看てくれて、ありがとう。１週間はこっちにいられるから、その間、私がおばあちゃんを看てるよ。あなたはこれでごはんでも食べてきて」と短期間でも介護を代わって、お小遣いを渡すとか？

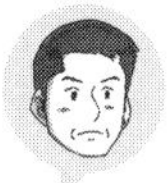

そういうのも、すごくいいですね！

介護で疲れすぎて介護ウツになった主介護者さんは、やがて怒ることも泣くこともしなくなります。人間って限界を超えると、感情が平坦になってしまう。

主介護者さんがそうならないように、しっかり守ることがサポーターの役目です。

すごく力のある、大切な役目ですよ！　覚えておいてくださいね！

「最近、主介護者さんの笑顔を見ていないな」と思ったら、サポーターさんは積極的に動いて！

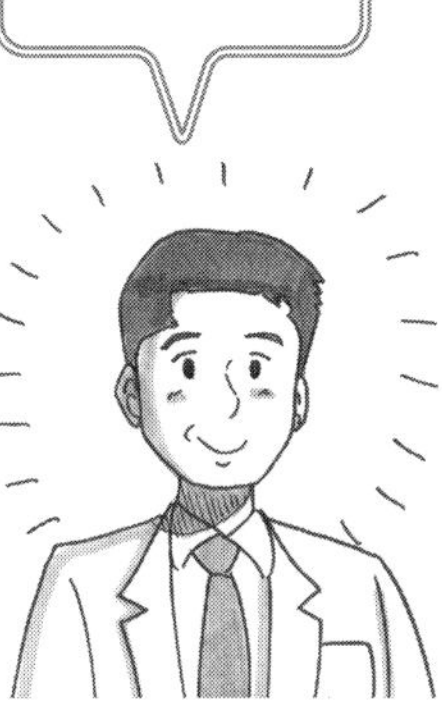

※介護保険の区分によって、ショートステイを使用した際に利用できる金額が異なります。尚、介護保険の区分を変更する場合は、主治医の意見書が必要です。くわしくは１２６ページ参照。

決断！お孫さんや、ご近所さんに、患者さんの認知症を隠さない！

お孫さんの貴重な経験を奪わないで！

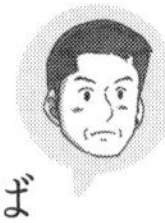

それでですね、これもすごく大切なことなんですけど、たとえばおじいちゃん、おばあちゃんが認知症になると、それをお孫さんに隠そうとする方がいます。

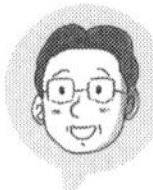

介護者さんからすると、自分のお子さんたちですね。

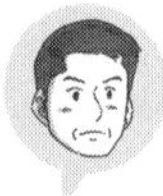

そうそう。だいたい小学生とか中学生とか高校生ですよね。どうも「子どもに心配かけたくない」とか、「お年寄りがボケちゃったところや、介護しているところを見せるのは、悪影響かも」とか思うみたいなんですけれども。でも、ハッキリ言います。それは間違いです。

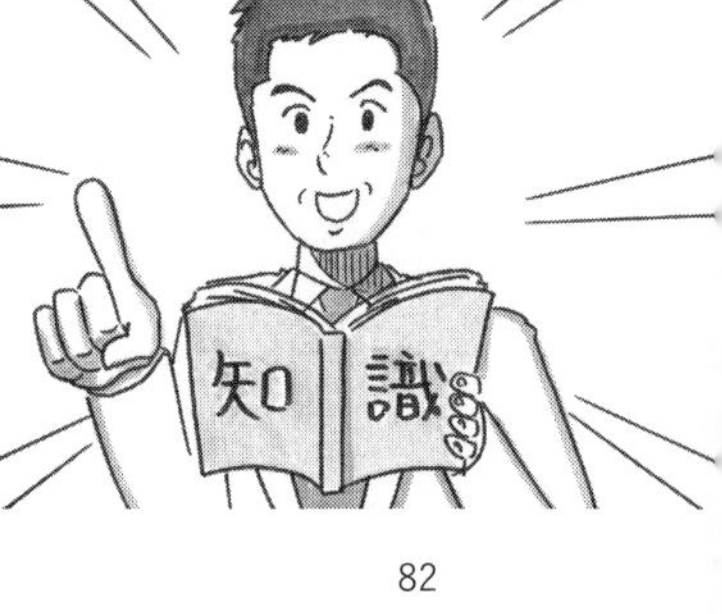

なぜなら、**お子さんたちにとって、貴重な経験を奪う**ことになるからです。

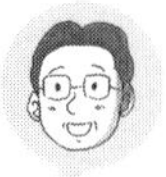

どういうことですか？

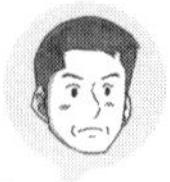

家族が認知症になったとき、自分のお父さんやお母さんが何に困って、どう対処したか。そういうことを見ておくと、子どもが大きくなって自身が介護する立場になったときに、ものすごく役に立つんですね。

こう言うと、「いや、自分はボケないように頑張る」とおっしゃる方もいるんですけど、人って高齢になれば、程度の差はありますが、**もれなくみんなボケます。**高齢になると骨がもろくなるように、脳の機能が低下するのは普通のことですからね。

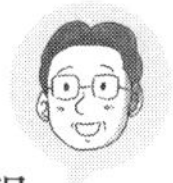

「認知症になるのは普通のこと」と身をもって知っておけば、その子の親御さんが認知症になっても、必要以上にショックを受けなくて済みますしね。

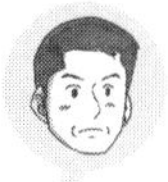

そうですよね。それに、**お子さん自身が「おじいちゃんやおばあちゃんと関わ**

りたい」と思っている可能性もあります。たとえば、「小さいときに可愛がってもらったから、できる限り会っておきたい」とか、「おじいちゃんやおばあちゃんの記憶がしっかりしているうちに、自分の親の話を聞いておきたい」とか。

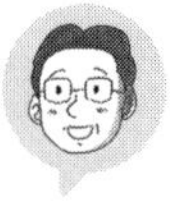

確かに！

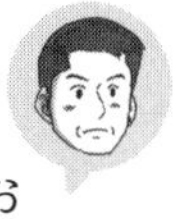

もちろん、見向きもしない可能性だってありますが、関わるか、関わらないかは、お子さん自身が選択すればいい。でも、選択の機会ごと親御さんが奪ってしまうのは、すごくもったいないと思いませんか？

知らせておくと、ご近所さんも安心です

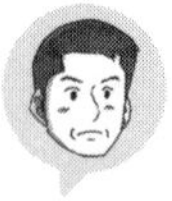

それから、ご家族が認知症になると、ご近所に隠す方も多いんですけども。

でも、**周りに隠すと、患者さんを家に閉じ込めておくことになる**んですよね。

誰にもバレないように、患者さんを外に出さない、みたいな。

そう。でもそうなると、デイサービスなんかの利用もできなくなりますから、介護家族がものすごく困ることになります。
あるいは、患者さんに徘徊が出てきたときに、**ご近所さんが「○○さんのおばあちゃんは認知症」と知っていれば、声をかけて止めてくれることもある**んですけど。

ご近所に知らせておかないと、そういうのも無理ですもんね。

そうなんですよ。
ご近所さんだって認知症だと知っていれば、外で患者さんを見かけた際に気にしてくれますし、万が一、患者さんが認知症のせいで妙なふるまいをしても変に怖がらなくて済みますし。

妙なふるまい……。そういえば、僕の知人が、外で見知らぬおばあちゃんに無言で追い回されて、怖くてダッシュで逃げたそうなんですが……。
あとで「もしかしてあの方、認知症で行先がわからなくなっていたのかも？　だったら助けてあげられなくて申し訳ない」と落ち込んでいましたっけ。

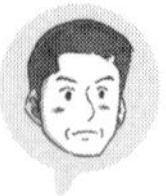

でしょ？　認知症だと知らないと、そういうことになるんです。
なので、患者さんの認知症がある程度進行したら、「うちのおばあちゃん、認知症の症状が出てきたみたいなので、ご迷惑をかけることもあるかもしれませんけど、気になることがあったら教えてくださいね」と、ご近所さんにひとことかけてください。
それだけでご家族はラクになるし、ご近所さんも安心できますから。

今どき、認知症になるのは普通のこと。
隠したところで、そのうちバレますし、
早めに打ち明けてラクになりましょう！

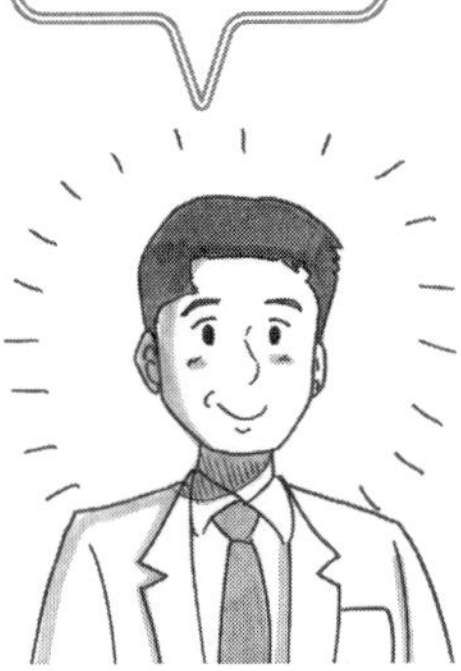

第3章

「要介護認定を申請して、ケアマネさんに頼る」決断

認知症介護の強い味方となってくれるのが、
介護保険と、ケアマネジャーです。
この2つを、できるだけ早く準備することで、
介護がだいぶラクになります。

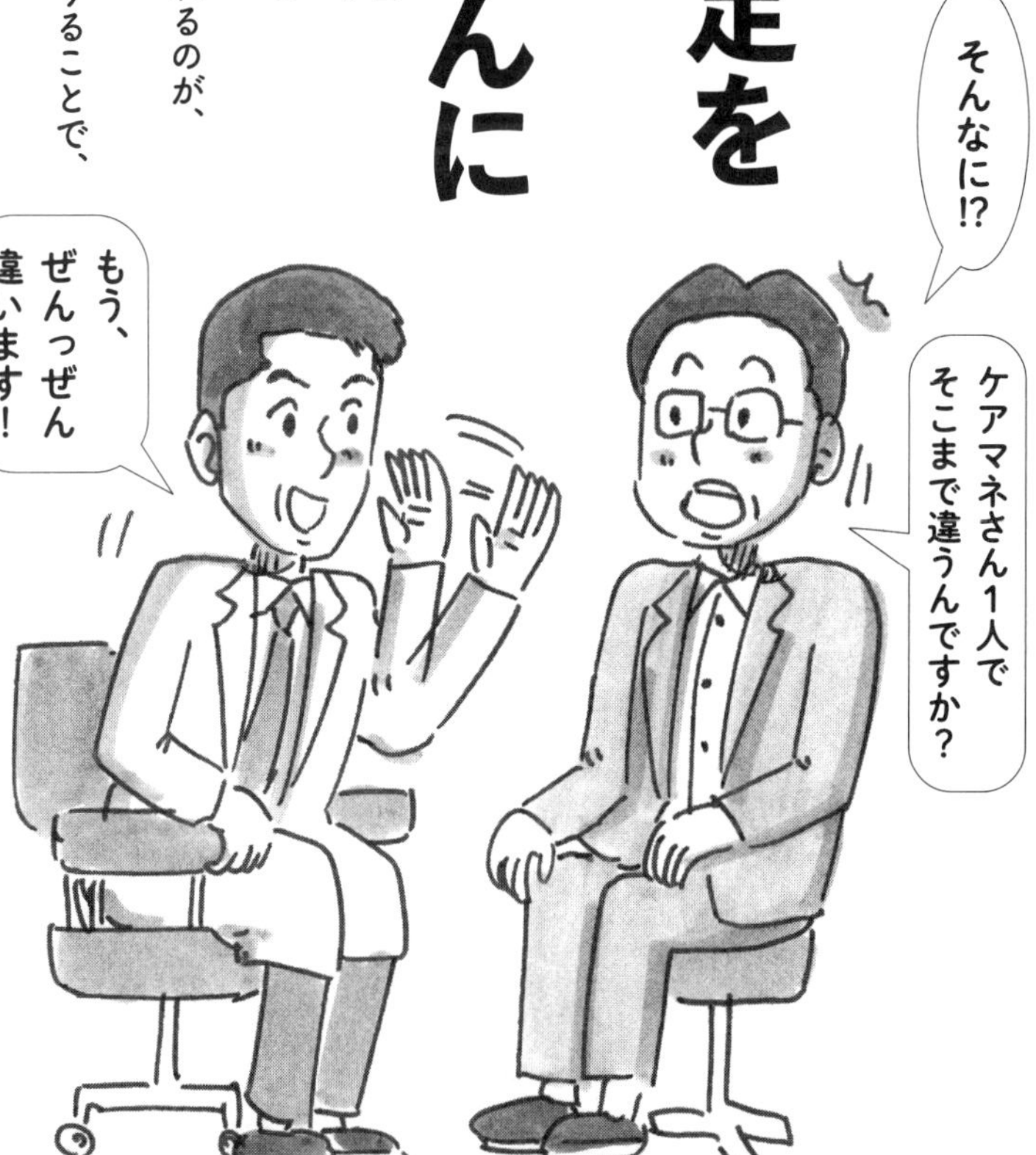

そんなに!?
ケアマネさん1人でそこまで違うんですか?
もう、ぜんっぜん違います!

決断！ 家族が認知症と診断されたら、すぐに要介護認定の申請をする！【1】

早めに申請しておかないと、困る理由

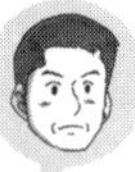

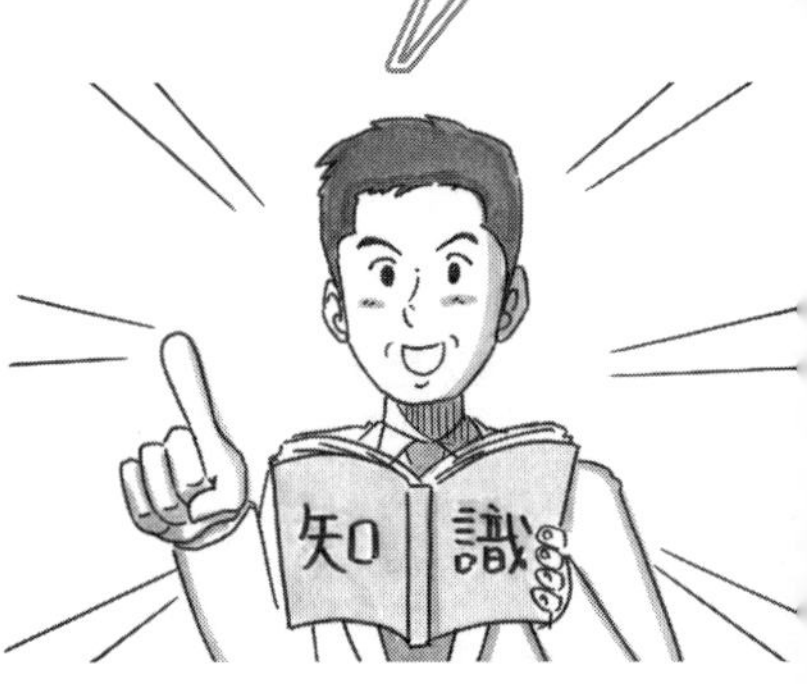

この本を読んでいる方は、ご家族のどなたかが認知症になられたのだと思いますが……**「要介護認定の申請」**はもうお済みですよね？

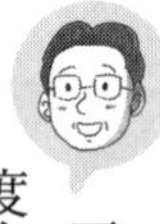

要介護認定って、介護保険を利用するために、市町村の訪問調査員に介護が必要な度合いを判定してもらうやつですよね？「要介護1」とか「要介護5」とか。あるいは、それより介護の程度が軽い「要支援1」「要支援2」とか。

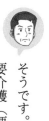

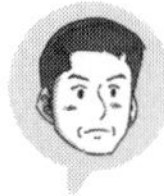

そうです。

要介護（要支援）認定を受けることで、介護度に応じた保険給付や介護サービスが

受けられるようになります。なので、まだお済みでないなら、**できるだけすぐに申請してほしい**んですけども。

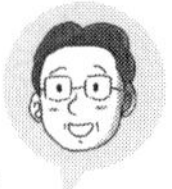

すぐに？　介護サービスをすぐに使うつもりがなければ、別にすぐにじゃなくても……。困りごとが出てきてからでいいんじゃないですか？

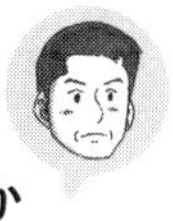

いやいや、そうするお宅がすごく多いんですけど、**介護保険って、役所に申請してから要介護認定されて保険が使えるようになるまで、約1ヵ月かかります。**なので、いざ「使いたい」となってからの申請だと、1ヵ月間は介護保険が使えません。でもその間に、たとえば、介護者さんが急に入院することになって、患者さんを預かってもらうために1週間ショートステイを使うとします。このとき介護保険を使えないと……。

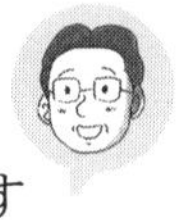

ショートステイが仮に1泊5千円だとして、1週間だと6泊だから、合計3万円ですか。けっこうかかりますね！

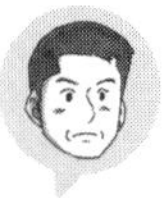

かかるんですよ。なんせ人ひとり預かりますからね。

これが介護保険を使えば、利用者が負担するのは基本的に1割※なので、実費で払うのは3千円で済みます。だから、今すぐ介護保険を使う予定がなくても、早めに申請して介護認定を受けておくことは、とってもいいことなんです。

申請時に役所で言ってはいけないこと

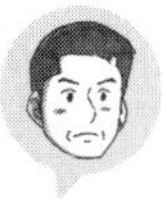

というわけで、家族が認知症だと診断されたら、早々に介護保険を申請してほしいんですけども。

ただ、申請しに行ったときに、役所の窓口で、**絶対にやっちゃいけないこと**があります。それが、万が一、役所の人に「何か介護サービスを使う予定があるんですか？」と聞かれた際に、**「いえ、まだ使うつもりはないんですけど、申請だけしておこうと思って……」と正直に言うことです！**

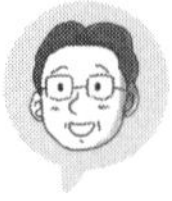

なんでそれがダメなんですか？

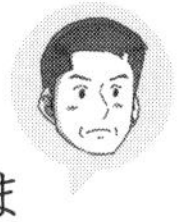

そんなことを言うと、「まだ使わないなら、申請はやめてください。必要になったら、またいらしてください」と申請を却下されることがあります。

なんかねぇ……お役所って、場所にもよるけど、できるだけ仕事をやりたがらないところがあるよね。でも、本当に必要になってからの申請だと、少なくとも1ヵ月は介護保険が使えないわけだから、家族は困るわけです。

だから、ご家族もいらんことは言わずに、「はい、介護サービス使うつもりです。デイサービスとか考えています」と言っちゃっていいですからね！

早いうちから介護保険を使えるようにしておくことで、お金の心配がグッと少なくなります！

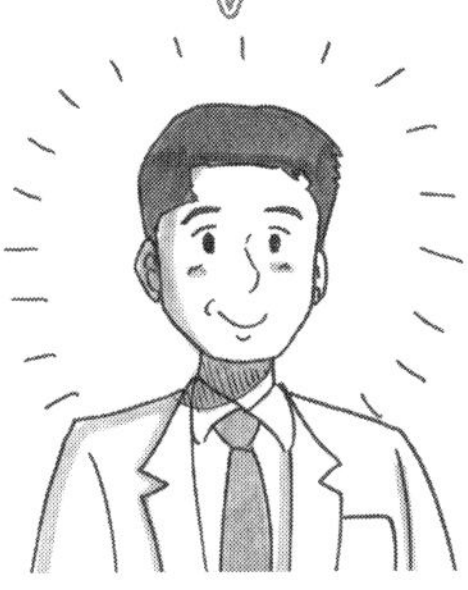

※介護保険の自己負担額は、被保険者世帯の年収等によって、2割か3割になることもあります。

決断！ 家族が認知症と診断されたら、すぐに要介護認定の申請をする！【2】

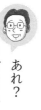

「見做《みな》し」で使うと、大きな落とし穴に落ちることも！

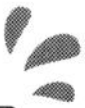

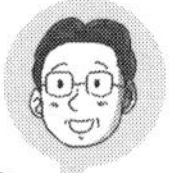

あれ？　でも、ネットで調べたら、要介護認定を受ける前でも、「申請した日にさかのぼって、保険給付を受けられる」って出てきますよ？

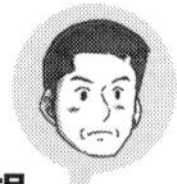

確かにそうなんですけど、問題は、いわゆる「見做し」で介護サービスを使うと、**想定していた介護度がつかなかったときに困る**ってことなんです。

たとえば、「認知症と診断されたから、要介護1くらいの介護度はつくだろう」と思っていたら、その2つ手前の「要支援1」しかつかなかった、ということは、よくあるんですね。で、次の表を見てほしいんですが……。

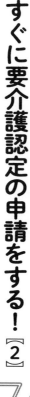

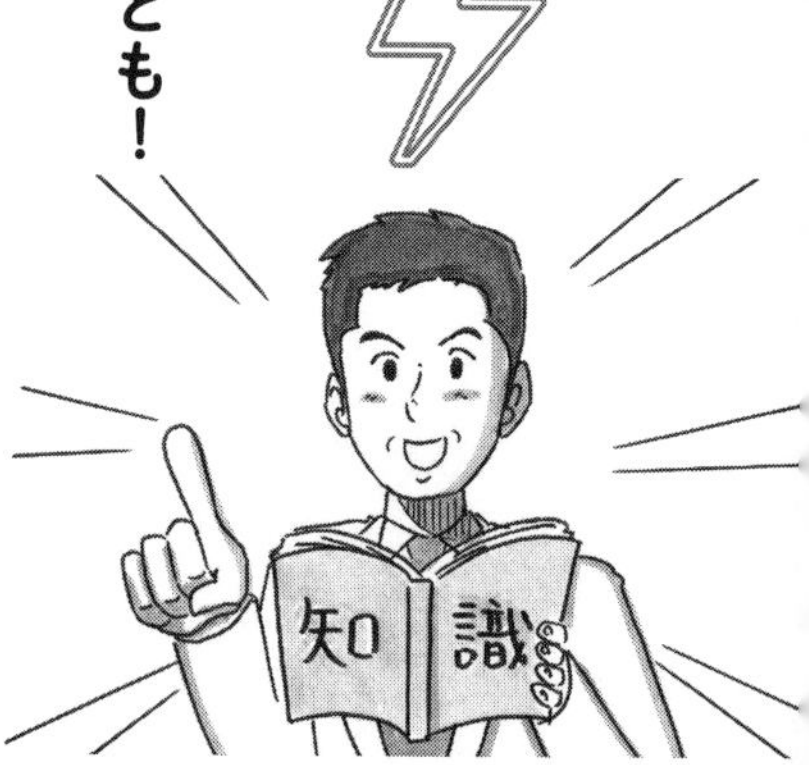

【介護度別】居宅サービスの支援限度額と自己負担額

要介護度	利用限度額（30日）	自己負担額（30日）
要支援1	5万320円	5,032円
要支援2	10万5,310円	1万531円
要介護1	16万7,650円	1万6,765円
要介護2	19万7,050円	1万9,705円
要介護3	27万480円	2万7,048円
要介護4	30万9,380円	3万938円
要介護5	36万2,170円	3万6,217円

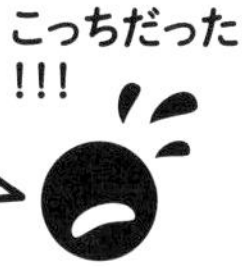

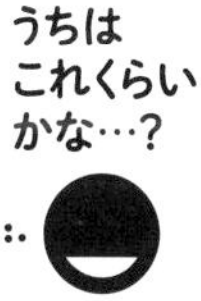

※2025年1月現在。自己負担割合1割の場合

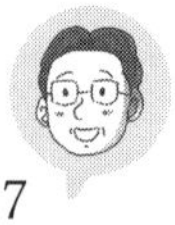

えーっと、「要介護1」なら、ひと月の自己負担額として約1万7千円支払うと、約17万円の介護サービスが使える、と。でも、これが「要支援1」の場合、ひと月の自己負担額として約5千円を支払って、月に約5万円までの介護サービスしか使えないわけですね。

……ってことは、**介護度が2ランク違うと、ひと月に使える限度額が10万円以上違う!?**

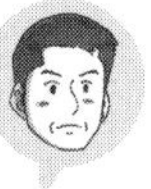

そうなんですよ。

なので、ご家族が事前に「要介護1はつくだろうから、1割負担で、17万円くらいまでサービスを使えるな」と想定して、介護ヘルパーさんをバンバン呼んだり、デイサービスをたくさん使ってしまったとします。

でも、いざ要介護認定が下りたら、「要支援1」しかつかなかった。となると、1割負担で、月約5万円までの支給しか受けられませんから、残りの12万円近くが自己負担になるわけです。

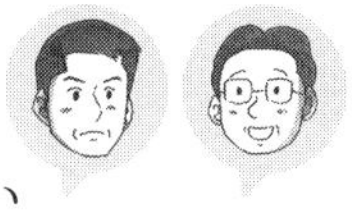

いやいやいや。12万円。無理です！

でしょ？　でも実際、「要介護1」くらいに見える人たちが、「要支援」しかつかないことって、ホントによくあるんです。
だからこそ、要介護認定の申請を早めにして、患者さんの介護度が確定してから、その範囲内でサービスを使うようにする。そうすることで、思いがけない出費を防げるんですね。

介護にはお金がかかります。
ムダなお金を使わないように、
必要のない出費はしっかり抑えていきましょう！

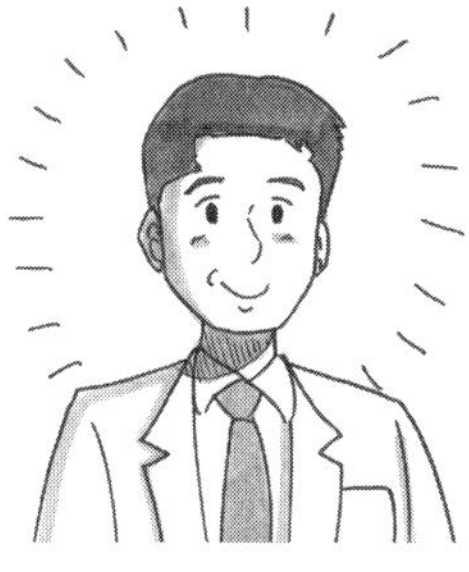

決断！

要介護認定されたら、良いケアマネを探す！

良いケアマネ選びこそ、介護負担を減らす最大のポイント

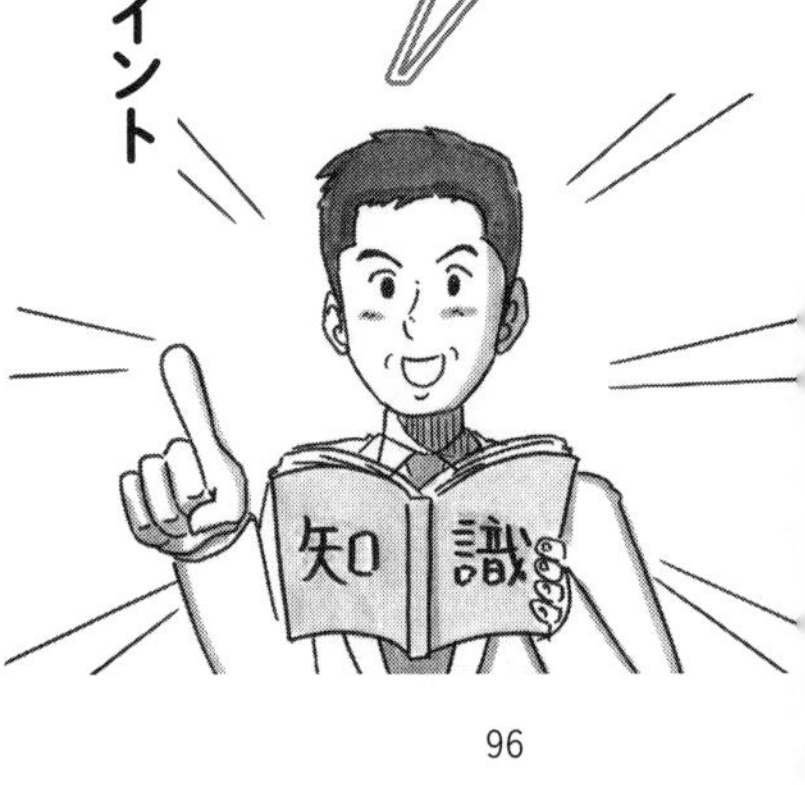

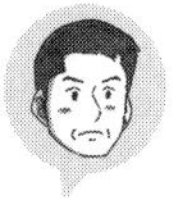
要介護認定されたら、次にすべきなのが**ケアマネジャー探し**です。

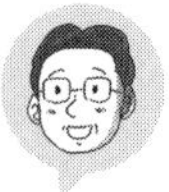
ケアマネジャー……ってよく聞きますけど、何をする人なんですか？

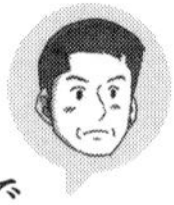
ひとことで言えば、**自宅介護する家族を、介護保険を使ってサポートしてくれる人**です。

たとえば、認知症患者さんのご家族が、おじいちゃんの介護が大変で、家事ができなくなって困っているとします。すると、ケアマネさんは、「それなら、おじいちゃんには週に何日か、お昼にデイサービスに行ってもらいましょうか」とか、「介護ヘルパー

さんをお願いしましょうか」といった介護プランを提案してくれるわけです。

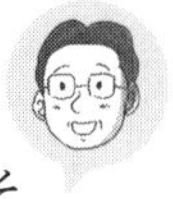

介護が初めてだと、世の中にどんな介護サービスがあるかもよくわからないから、そういうプランを提案してくれるのは助かりますね。

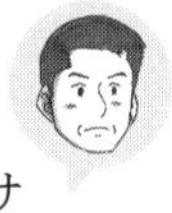

でしょう？　さらにケアマネさんは、近所で使える介護サービスを探してくれて、サービスを使えるように手配してくれます。

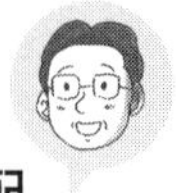

つまり、**ケアマネさんは、介護計画を立てるプランナーであり、介護サービスの手配師であると**。それを家族が自分たちでやらなくていいなんて、めちゃくちゃありがたいじゃないですか！

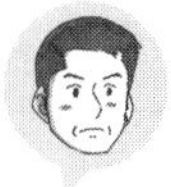

そうなんですよ。最高でしょ？

実際のところ、**ケアマネさんは、自宅介護の最強の助っ人。良いケアマネさんについてもらえば、介護負担は激減します！**

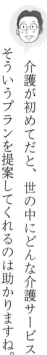

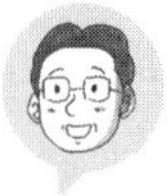

そんなに!?　ケアマネさん1人で、そこまで違うんですか？

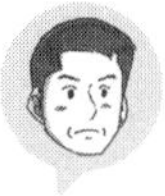

もう、ぜんっぜん違います！

なんせケアマネさんは、**介護保険のプロ。**介護保険で利用できるサービスについて誰よりもくわしいので、自宅介護をする上でこの人に頼らないとか、日本ではありえないわけです。

さらに、ケアマネさんは1人で、担当地域の患者さんを一度に数十人担当しています。それだけの患者さんやご家族と関わっているので、地域で評判のいい医療機関や通所サービス、訪問診療サービス、介護施設もよく知っているわけです。**つまり、地域の介護情報をいちばんたくさん持っている人がケアマネさんなんですね。**

ですから、認知症介護が始まるとなったら、まずはこの人を頼るべきなんです！

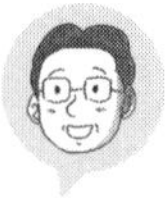

でも先生……そんなにすごいスペシャリストなら、お高いんでしょう？

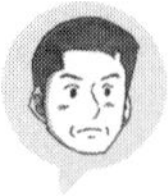

いえいえ、**ケアマネさんの費用は、介護保険で賄《まかな》われます。**

ですから、介護申請をして要介護認定されれば、利用者はタダでケアマネさんを頼むことができます。

まずはこのことを理解して、「良いケアマネさんに頼る！」と決意して、探し始めてください！

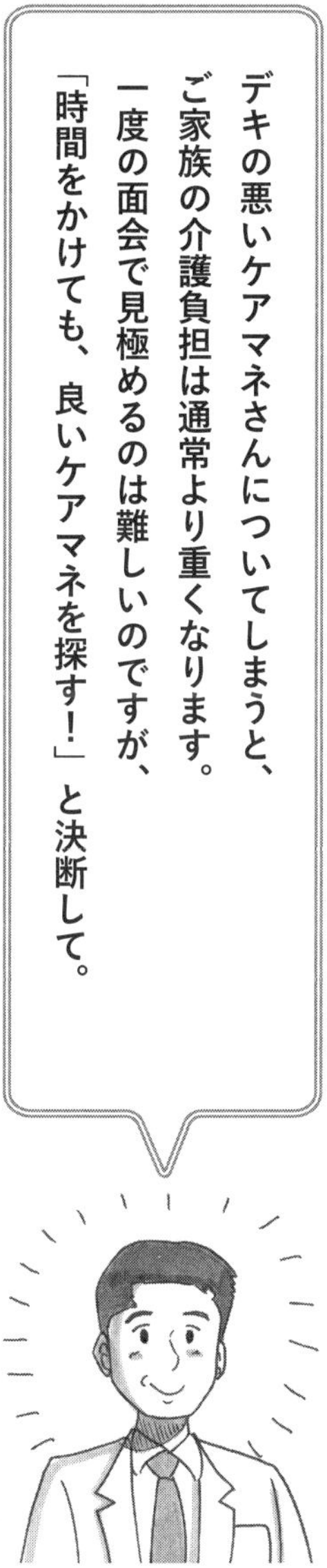
デキの悪いケアマネさんについてしまうと、
ご家族の介護負担は通常より重くなります。
一度の面会で見極めるのは難しいのですが、
「時間をかけても、良いケアマネを探す！」と決断して。

決断！ケアマネ探しは「特定事業所加算」か、介護経験者の口コミを参考に！

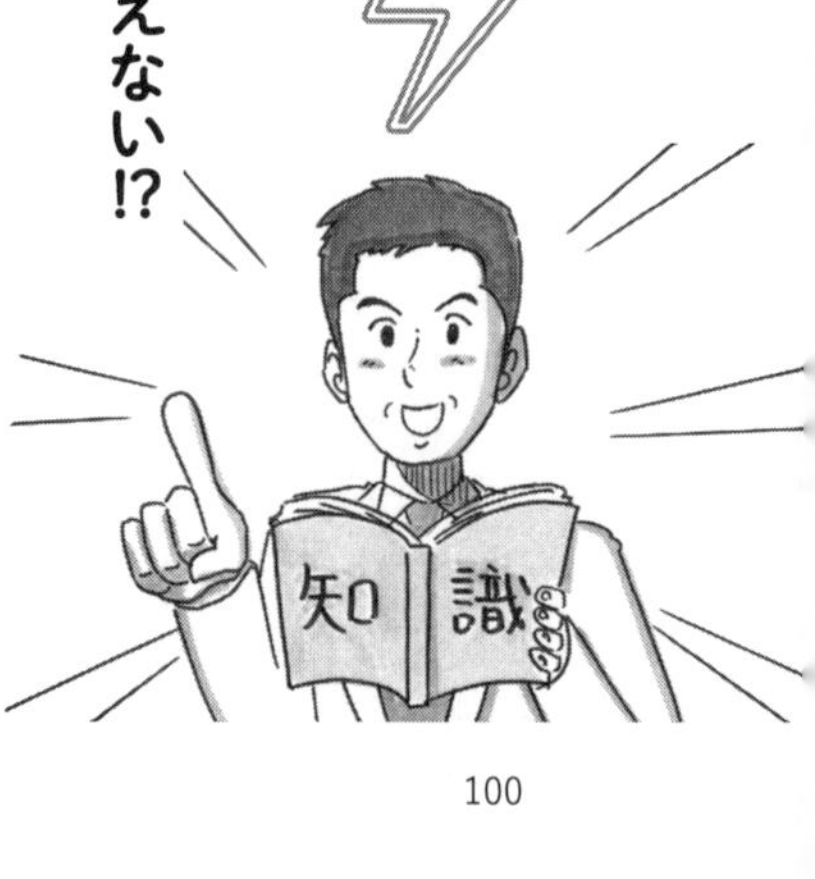

公的機関では、いちばん大事なことを教えてもらえない!?

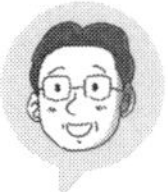

ところで、ケアマネさんを探すとして、一体どうやって探せばいいですか？
ネットで調べると、「役所や、地域包括支援センターで聞こう」って出てくるんですけど……。

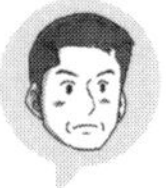

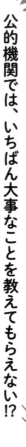

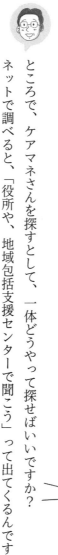

いや、だからダメなんですよ、そういうとこで聞いちゃ。
「はじめに」でも言いましたけど、役所や地域包括支援センターは公的機関なので、特定の病院や業者に肩入れできません（6ページ参照）。だから、評判のいいところも悪いところも取り混ぜて紹介せざるをえないんです。
ケアマネ選びでも同じ。たとえば、ケアマネさんが所属している会社を「居宅介護支援事業所」というんですけど、役所や地域包括支援センターに行くと、この居宅介護支援事業所がズラーッと載っているリストはくれるんですね。お住まいの地域のやつを。

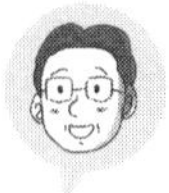

でも、リストのうち、どの事業所がいいかは、教えてもらえない？

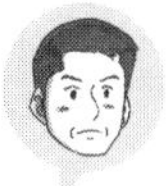

そうなんです。

しかもそのリストって……**実は、利用者にとっていちばん大事なことが書かれていない**んです。いちばん大事なことっていうのは、その事業所が**「特定事業所加算」を取得しているかどうか、**ってことなんですけども。

アテにすべきは「特定事業所加算」と「介護経験者の口コミ」

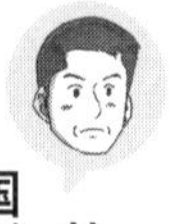

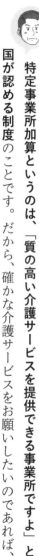

特定事業所加算というのは、「質の高い介護サービスを提供できる事業所ですよ」と国が認める制度のことです。だから、確かな介護サービスをお願いしたいのであれば、

特定事業所加算を取得している事業者の中から選ぶのが基本なんですね。

でも、役所なんかで配布しているリストのトップに載っている事業所って、どういうわけか、特定事業所加算を取っていないところが多いんです。絶対ってワケじゃないけど、そういう傾向がある。

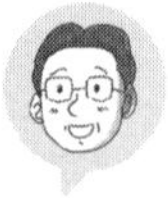

ん？　なんでそんな変なことになっているんですか？

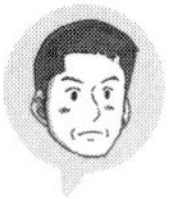

さぁねぇ。大人の事情があるんでしょ。

でも、それを知らずに、なんとなくトップに載っている事業所に連絡しちゃって、あとで困る介護家族がいっぱいいるわけです。だから「公的機関がくれた情報なんだから、信頼できるいいものだろう」とは絶対に思わないほうがいい。

結局、自分で調べて動かないと、使える情報って得られないんですよ。こうして本を読むとかね。

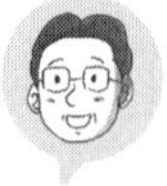

結局、ケアマネさんはどうやって探せばいいですか？

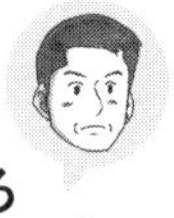

まずは、**地元の居宅介護支援事業所の中から、特定事業所加算を取得しているところを、インターネットなどで探してください。**

あるいは、**特定事業所加算を取っていない個人営業のケアマネさんでも、2人以上のケアマネで組んで、常にどちらかと連絡がつくような体制で、仕事ぶりが信頼できる人たちがやっているところなら安心**です。

ちなみに、こういう人たちを知っているのは、介護経験者です。ご近所に介護経験者がいたら、「良いケアマネさん、知りませんか？」と積極的に聞いてみましょう！

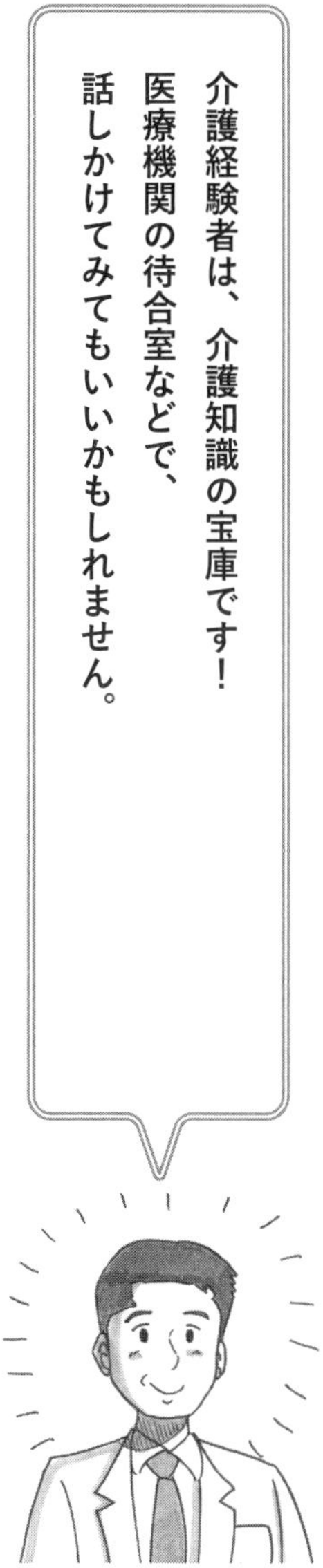
介護経験者は、介護知識の宝庫です！
医療機関の待合室などで、
話しかけてみてもいいかもしれません。

Column

ケアマネ資格を持つ認知症専門医が教える
良いケアマネの3条件とは？

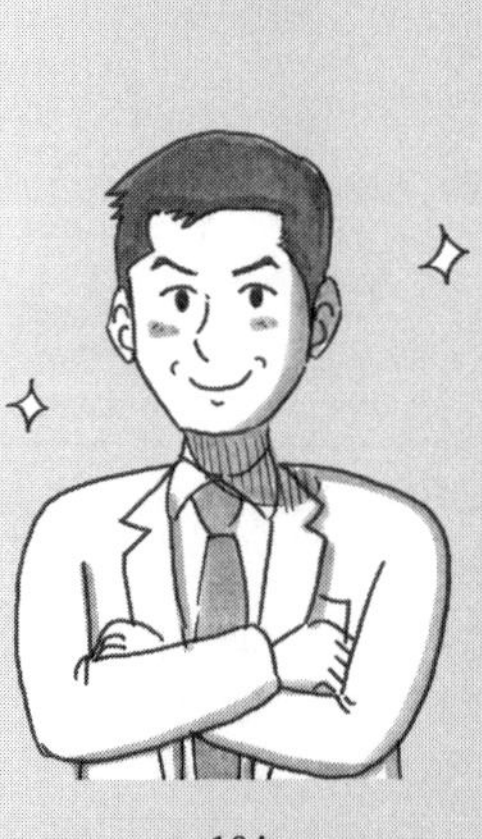

認知症専門医である私・長谷川は、ケアマネの資格を持っています。

なぜか？

それは、ケアマネの知識があれば、医療面だけでなく、介護保険の仕組みを使って、介護家族さんを助けられるから。だから勉強して資格を取得しました。

私のような医師や看護師さんは、実はけっこういます。

フフ……心強いでしょう？

というわけで、ケアマネとしての知識も実務経験もある私が、介護家族の力になってくれるケアマネさんに必要な、３つの条件をお教えします！

Column

ケアマネ資格を持つ認知症専門医が教える 良いケアマネの3条件とは？

❶ 24時間、365日、連絡がつく！

介護家族にとって、実はこれがいちばん重要です。

「24時間？ 土日も？ ケアマネにそんなに緊急に連絡しなきゃいけないことってある？ 週明けの朝10時に連絡がつくとかじゃダメなの？」と思われた方、それじゃダメなんですよ。

たとえば、金曜日の夜に介護者さんが倒れて、患者さんをすぐにショートステイに預ける必要が出てきたとします。

このとき、ケアマネさんに連絡さえつけば、すぐに入れるショートステイを手配してもらえます。

でも、**夕方以降は連絡がつかない、土日は連絡がつかないケアマネさんだと、もうどうにもなりません。**

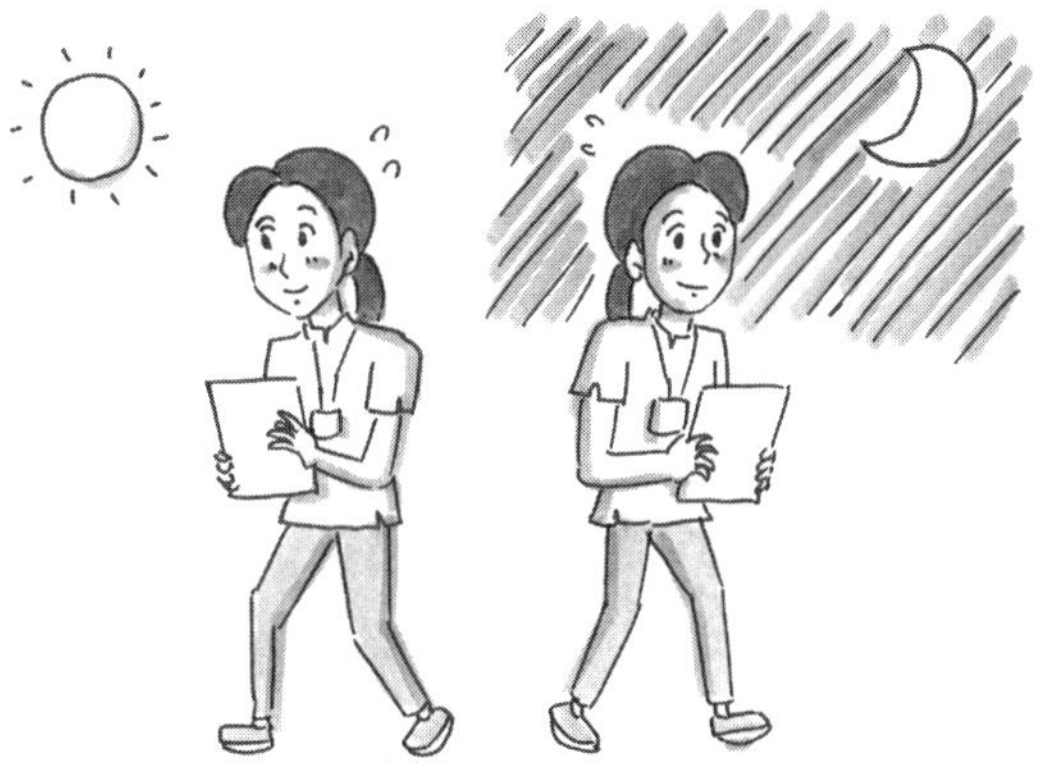

家族も患者さんもお手上げです。だから、24時間、365日連絡がつくケアマネさんが必要なんです。

そして、24時間、365日、必ず連絡がつくのが、100ページでもお伝えした**「特定事業所加算」を取得している居宅介護支援事業所のケアマネさん**です。国が定めた加算の取得条件に「24時間、365日連絡がつく」というのがあるので、これを取得している事務所なら、いつでも、そこに所属するケアマネさんの誰かしらに連絡がつくようになっています。

そういう意味で、ケアマネさんを探すなら、特定事業所加算を取得している事業所の中から選ぶのがオススメなんです。

2 ときどき病院についてきて、医師に患者・介護者の状況を説明してくれる!

良いケアマネさんの傾向として、ときどき病院の外来に一緒についてきて、医師に患者さんやご家族の状況を説明してくれるということがあります。

ケアマネさん自身が「病院でドクターに患者さんやご家族の困りごとを伝えて、対応してもらったほうがいい」と感じたときに、一緒に病院について来てくれるわけです。

たとえば、辛抱強い介護者さんの場合、医師が「何か困っていることはありませんか？」とお聞きしても、「いいえ、特にないです」と答えがちです。

良いケアマネさんはそのへんを理解して、介護者さんがしんどそうなときに、病院についてきてくれます。それで、「近頃、患者さんが認知症の影響で怒りっぽくなってきて、ご家族が困っているんです」とか、「お嫁さんが認知症のおばあちゃんの介護でだいぶお疲れで、この間も過労で倒れたんです。なので、もっとショートステイを利用してもらおうと思うんですけど」みたいな話を、在宅介護支援のプロの視点から、医師に伝えてくれます。

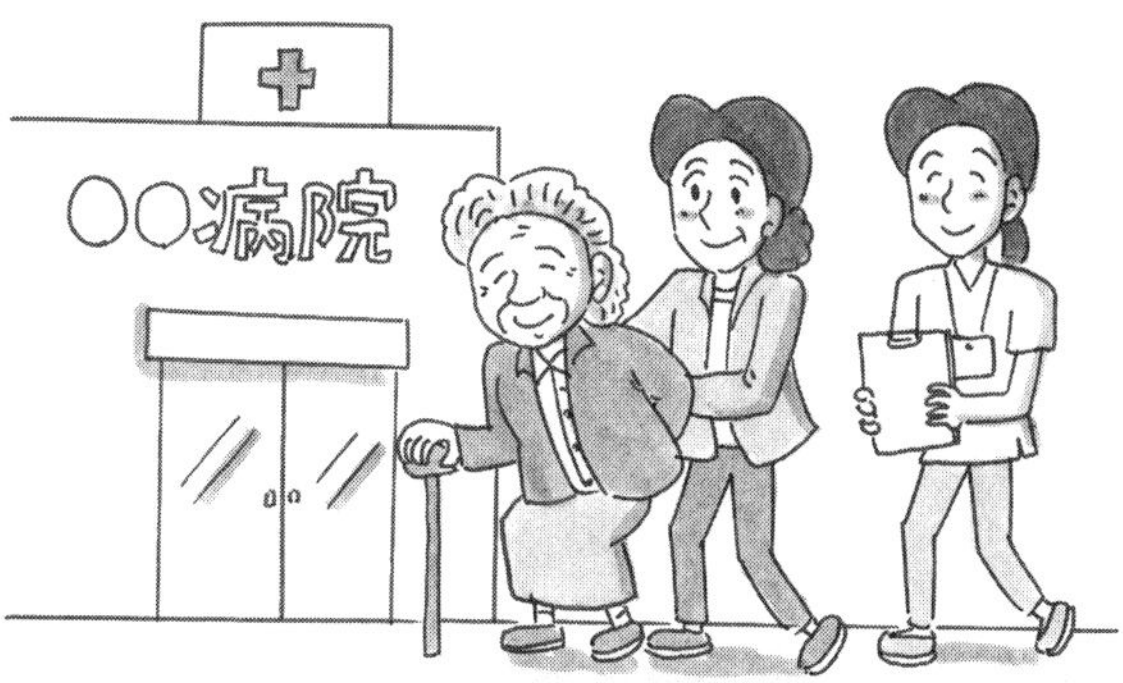

こうした情報があると、医師も「それなら、患者さんの怒りを和らげるお薬を出しましょう」とか、「ショートステイをもっと使えるように、介護区分の変更依頼を、介護認定審査会にしてみましょう」という判断がしやすくなります。

その結果、ご家族は介護がものすごくラクになるわけです。

❸ 患者が使うサービスについて、適切な提案をしてくれる！

介護保険の基本は、患者さんの意見をできるだけ尊重すること。そのため、ケアマネさんの中には、患者さんの要望を、ただプランニングするだけの人がいます。

たとえば、患者さんが「リハビリはやりたくない」と言えば、それをそのまま受け入れてしまうような。

私は、そうしたケアマネさんのことを、「御用聞きケアマネ」と呼んでいます。「御用聞き」というのは、もちろん、悪い意味です。

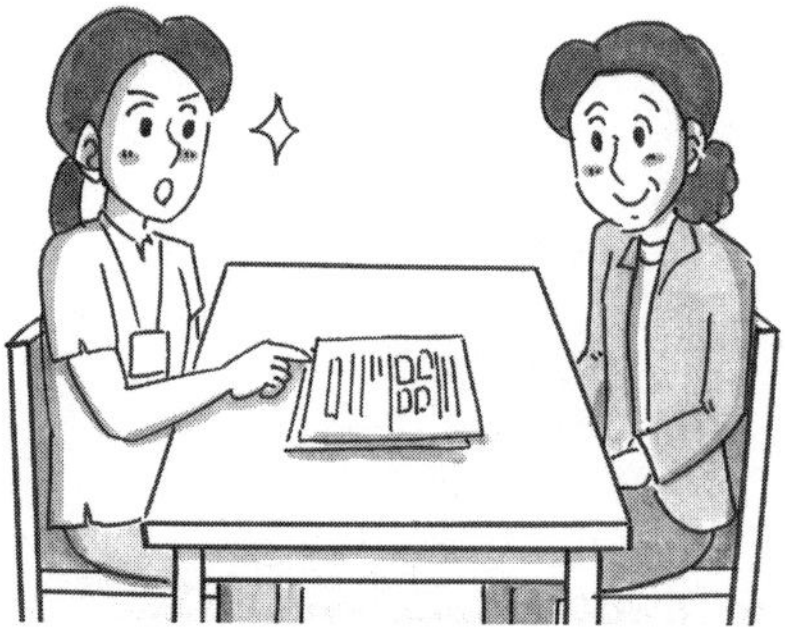

Column

一方、**良いケアマネさんは、患者さんの意見はある程度尊重しつつ、ときには本人が嫌がっても、それがその方のためになると思えば、しっかり提案してくれます。**たとえば、「患者さんは嫌がっているけど、今後のためにも、このリハビリはやったほうがいいんじゃないですか」というふうに。

こうしたケアマネさんは、ご家族のSOSも汲み取って、「自宅で看るのが大変になってきたから、ショートステイの回数を増やしましょうか」「そろそろ施設入所を考えましょうか」という提案もしてくれるはずです。

状況を改善するために、単なる「御用聞き」に成り下がらずに、必要な提案をしてくれる。そんなケアマネさんが、患者さんや介護家族の力になってくれる人です。

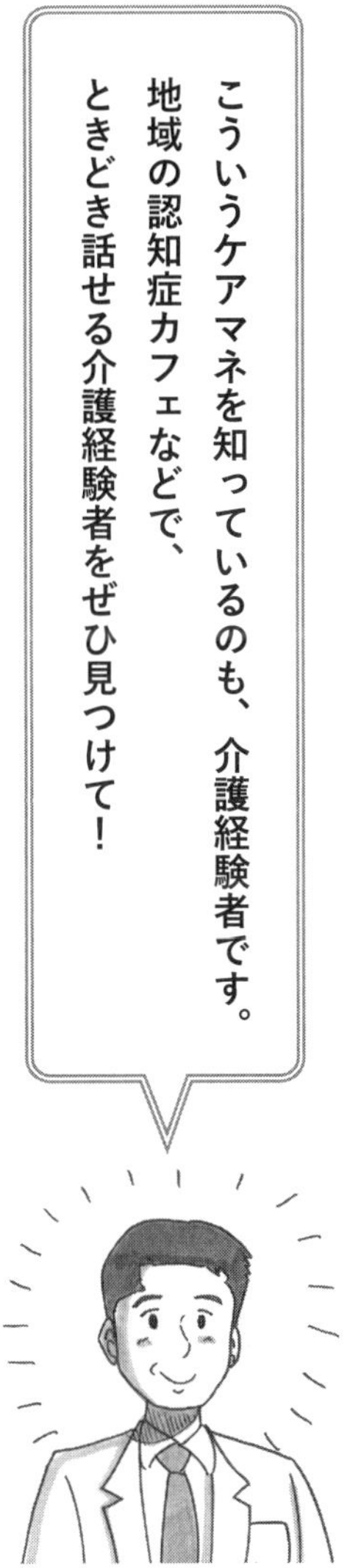
こういうケアマネを知っているのも、介護経験者です。
地域の認知症カフェなどで、
ときどき話せる介護経験者をぜひ見つけて！

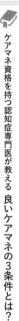

決断！知人にケアマネを頼むのは、絶対にやめる！

知人に頼むと、「NO」が言いづらくなる

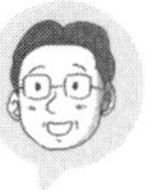

ケアマネさんを選ぶときは、24時間いつでも連絡がつくところに頼むとして。選んだケアマネさんが「ときどき病院についてきてくれるかどうか」とか、「患者や家族のためになる介護サービスを提案してくれるかどうか」とかは、やっぱり数回会っただけじゃわかんないですよね。

でもそれなら、人柄をよく知っている知人に頼めばいいんじゃないですか？　実は、僕の知人に、ケアマネをやっている人がいて……。

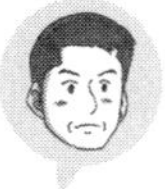

いやいやいや。それは絶対にやめてください！

ケアマネ選びでやりがちだけど、絶対にやっちゃいけないのが、知人にケアマネを

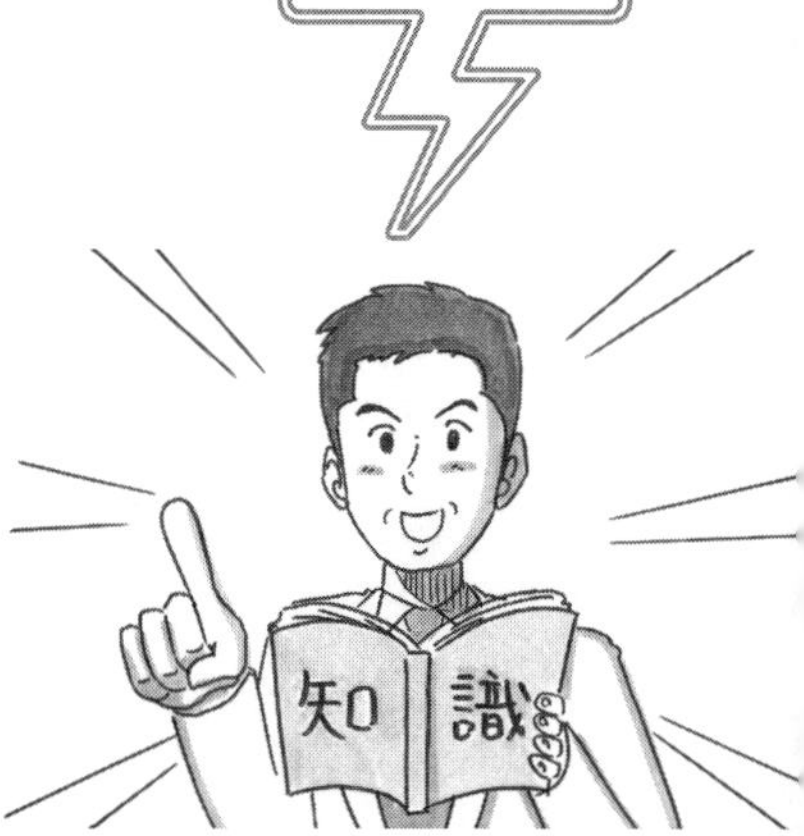

頼むことなんです！ これをしたばっかりに、介護がつらくなることがよくあります。

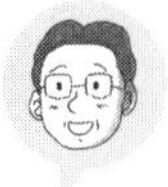

ダメなんですか？ でも知り合いならなんでも気軽に相談できそうだし……。

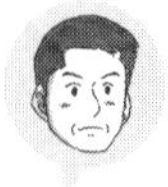

逆です。

知り合いだと、いざというときに「NO」が言いづらくなるんです。

たとえば、知人のケアマネさんが、「ここ、すごくいいよ！」と勧めてくれたデイサービスがあるとします。でも、実際に患者さんが通ってみると、スタッフの数が少なくて対応が不十分だったり、提供されているリハビリのメニューが今イチだったり。

このとき、「別のところに変更したいなぁ」と思っても、「でも、仲のいいあの人が『すごくいい』と勧めてくれたところだし……」と思うと、人によってはなかなか「NO」が言えないんです。

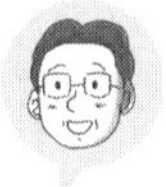

あ～、確かに。相手に遠慮しちゃうかも。

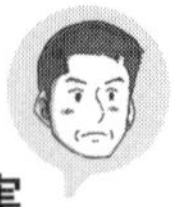

そう、知人に遠慮して、使いたくないサービスを延々と使い続けているご家族が、実はけっこういます。そうなると、介護がどんどんつらくなるんですね。

知人にケアマネを頼んだばかりに、人間関係にヒビが入ることも

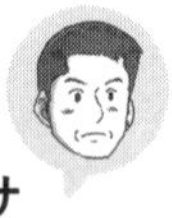

さらにいうと、**ケアマネさんの中には、自分が所属する事業所が提携している介護サービスだけを勧めてくる人もいます。**

どういうことかというと、ケアマネが所属する居宅介護支援事業所って、デイサービスやショートステイ、介護用品のレンタル事業なんかを、一緒にやっていることが多いんですね。

で、そこが利用者にとって良いところなら、勧めてくれて全然いいんですけども。

でも中には、患者さんにはリハビリが必要なのに、リハビリのないデイサービスを勧めてくるようなケアマネもいるわけです。そのデイサービスが自分の所属する事業所と提携しているデイサービスだから、という理由で。

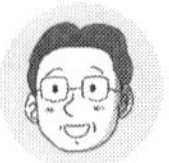

それ……誰にやられても嫌ですけど、特に知り合いにやられたら、人間関係に思いきりヒビが入るやつですね。

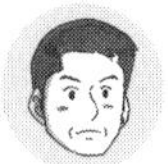

でしょ。

本来、ケアマネって、言いづらいことも言える相手じゃなきゃダメ。嫌なサービスは嫌、困っていることは困っていると、ハッキリ言える間柄じゃないとダメなんです。

だって、そこで遠慮していたら、いつまで経っても介護がラクになりませんからね。知り合いに頼みたくなる気持ちはわかりますが、そこはグッと抑えて、「しがらみのない相手を選ぶ！」と決める。その決意が、介護生活をラクにするんです。

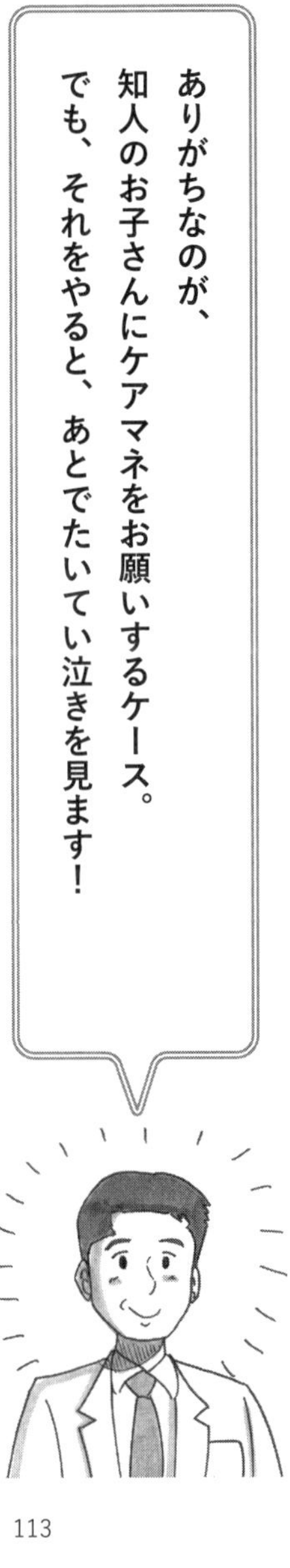
ありがちなのが、
知人のお子さんにケアマネをお願いするケース。
でも、それをやると、あとでたいてい泣きを見ます！

決断！介護がラクにならないときは、ケアマネの変更も考える！

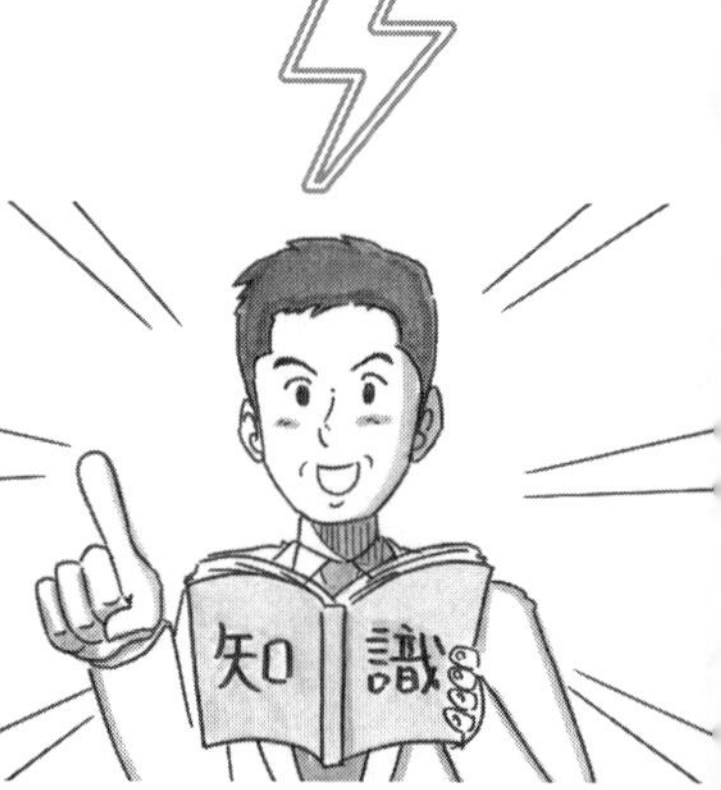

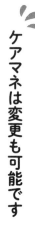

ケアマネは変更も可能です

もし自分が選んだケアマネさんが「今イチかも……？」と思った場合、どうすればいいですか？　全然こちらのためになるサービスを提案してくれない、とか。

その場合は、**ケアマネさんを変えてください。**

え、いいんですか？　変えても。

いいんですよ。中には、利用者のために動いてくれないケアマネもいますし、相性もありますから。なので、「**ケアマネさんはいるけど、介護があまりラクにならないな**」

と感じる場合は、ケアマネの変更を検討してみるのも手です。

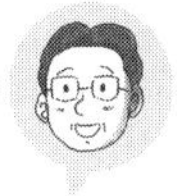

へ〜！　それならケアマネさんを変更したいとなったら、どうすれば？

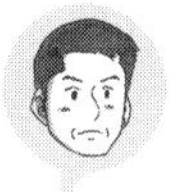

やり方は2つあります。
ひとつは、すでにお願いしている事業所の中で、別のケアマネを紹介してもらう。
もうひとつは、事業所ごと変えてしまう。要は、別の事業所にお願いするわけです。

で、いずれの場合も、**①新しいケアマネが決まってから、②これまでお願いしていた方に事情を話して、担当をやめてもらう。**この順番がポイントです。

順番を逆にして、今お世話になっているケアマネさんに「もういいです」と言ってから、新しいケアマネさんを探す……だと、その間、ケアマネさんがいない期間ができて、ご家族は困りますから。

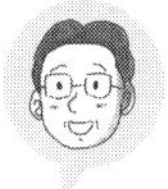

先に新しいケアマネさんを探してから、今の方を断る、ですね。わかりました。

介護者は「こうしたい」という意志を明確に！

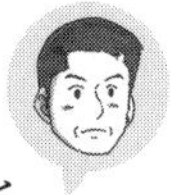

ただし、ケアマネさんを変更する前に、ひとつ、介護者さんに考えてもらいたいことがあります。それが、**「ケアマネさんに、自分の要望をハッキリ伝えたか？」ということ**です。

たとえば、ある介護者さんが、ケアマネさんに「休む時間が取れていなさそうだから、おじいちゃんにデイサービスに行ってもらいませんか？」と提案されたとします。

このとき、介護者さんの中には「いや、まだおじいちゃんには、昼間うちにいてもらって大丈夫なんですけど。……でも、おじいちゃんにかかりきりで、自分の時間が取れないのはつらいんですよねぇ」みたいな。**「それなら、あなたはどうしたいの？」という、どっちつかずなことを言う方がいます。**

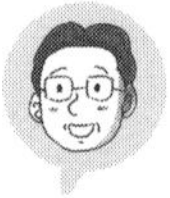

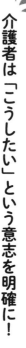

休みたいのか、休みたくないのか、どっちなんだ、みたいな。

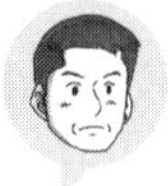

そう、本人がどうしたいのかを、ハッキリ言わないわけです。

でも、介護者さんが「こうしたい」という意志を明確にしてくれないと、ケアマネさんは動けません。

そんなふうにあいまいなことを言って、ケアマネさんを動けなくしていないか。

ケアマネさんを変更する前に、介護者さんはぜひ一度、自分に問いかけてみる必要があります。

介護者さんが自分の要望をハッキリ伝えないと、
新しいケアマネさんに来てもらっても、
介護はラクになりませんよ！

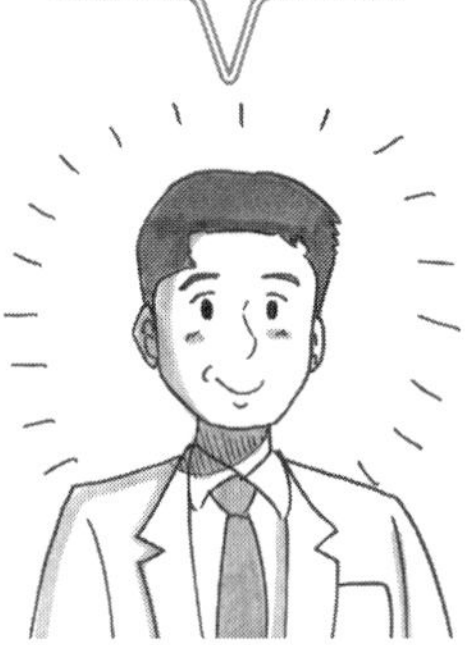

決断！介護保険を利用して、自宅を改修する！

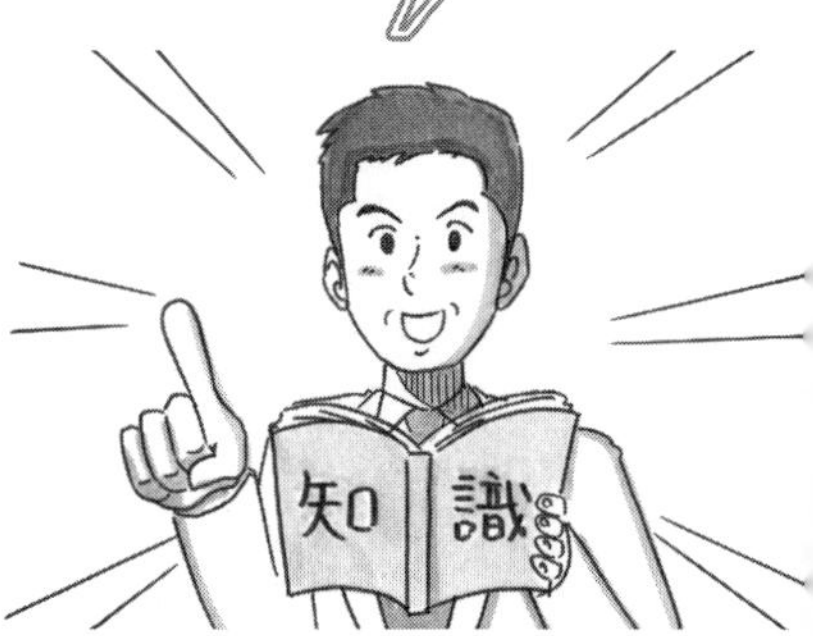

早めの改修で、転倒を予防！

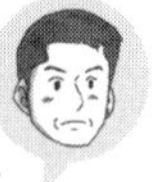

そうそう、**要介護（要支援）認定されると、患者さんが自宅で生活しやすいようにするための改修費用の一部を、保険で賄える**ようになります。ということで、患者さんが生活しやすく、介護がラクになるように、早めに自宅を改修しておきましょう。

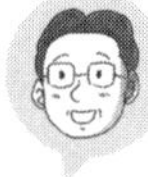

自宅を改修……。たとえば、階段に手すりをつけるとか？

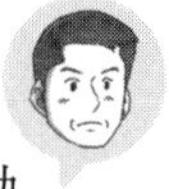

そうです。あとは、室内の段差の解消、トイレを洋式にする、車イスや歩行器で移動しやすいように畳をフローリングに、お風呂の床を滑りにくくする、扉の開閉がしやすいように引き戸に……とか。で、**介護保険を使うと、このときに使った改修費用**

のうち、20万円を上限として、そのうちの9割があとで返ってきます※。

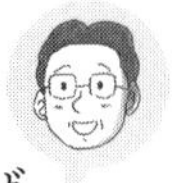

ということは……20万円以上使うと、18万円が返ってくる。20万円以下の、たとえば15万円使うと、そのうちの9割の13万5千円が返ってくる。

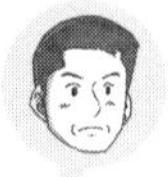

そうです。すごくお得でしょ？

高齢者が転んで骨折すると、そのまま寝たきりになってしまうこともありますし、寝たきりで動かなくなると認知症が一気に進むこともあります。だから、早いうちに自宅改修をして、患者さんの転倒を予防するのは、いいことなんですね。

知り合いの施工業者に頼んではいけない!?

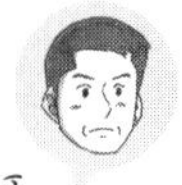

それで住宅改修をするときなんですけど、安易に知り合いの業者に頼むのはやめてほしいんですよね。

※介護保険の自己負担額は、被保険者世帯の年収等によって、2割か3割になることもあります。

なんですか？　あ、ケアマネさん選びのときと同じで、知人に頼むと、望まないことを提案された場合に「ＮＯ」が言いにくくなる？

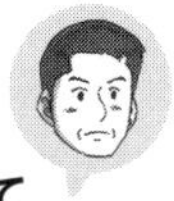

それもありますけど、正確にいうと、**介護保険を使って住宅改修をすることに慣れている業者さんにお願いしてほしい、**ってことなんです。
介護保険を使う場合、着工前に改修の申請を役所にしたり、施工前と施工後の写真を撮ってあとで提出したりする必要があるんですね。つまり、介護保険を使うためのルールがいろいろとあるわけです。
これを知らない業者さんにお願いすると、あとになって「やっぱり介護保険、使えませんでした。お金、返ってきません」ということになりかねないんです。

そんなのすごく困るじゃないですか！

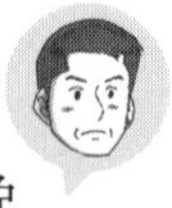

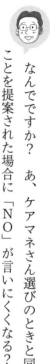

困るんですよ。そういうことにならないように、いっそ介護保険にくわしい業者を免許制にして、利用者にわかりやすくしてほしいくらいです。

ちなみに、**保険にくわしい業者さんだと、お客さんが障害者手帳を持っている場合**※、**それを併用して自宅改修をしてくれることもあります。**障害者手帳があると、住宅改修費用の一部を給付してもらえることがありますからね。

たとえば、手すりは介護保険を使って、トイレの改修は障害者手帳を使う……といったことをしてもらえると、利用者が負担する実費はより少なくて済むわけです。

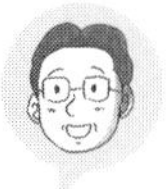

それができると、すごくいいですね！
そういう業者さんって、やっぱりケアマネさんに聞くのがいいんでしょうか？

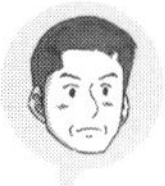

そうですね。それがいいと思います。

法外な値段をふっかけてくる業者もいます。
業者選びは慎重に！

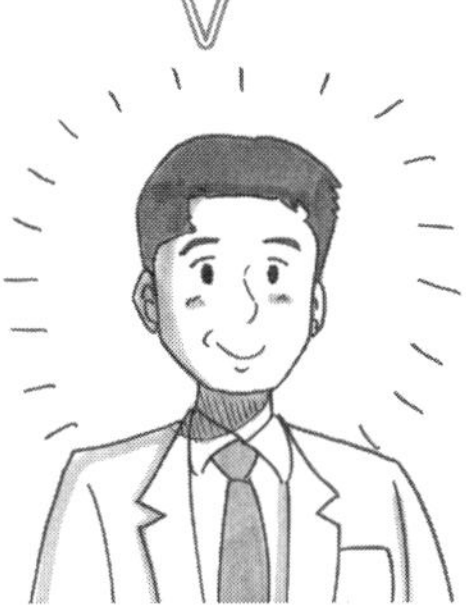

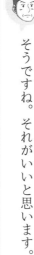

※認知症の種類や程度によって、障害者手帳を申請できることがあります。気になる方は、ケアマネさんに相談してみましょう。

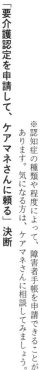

決断！ 敷き布団はやめて、介護ベッドを使う！

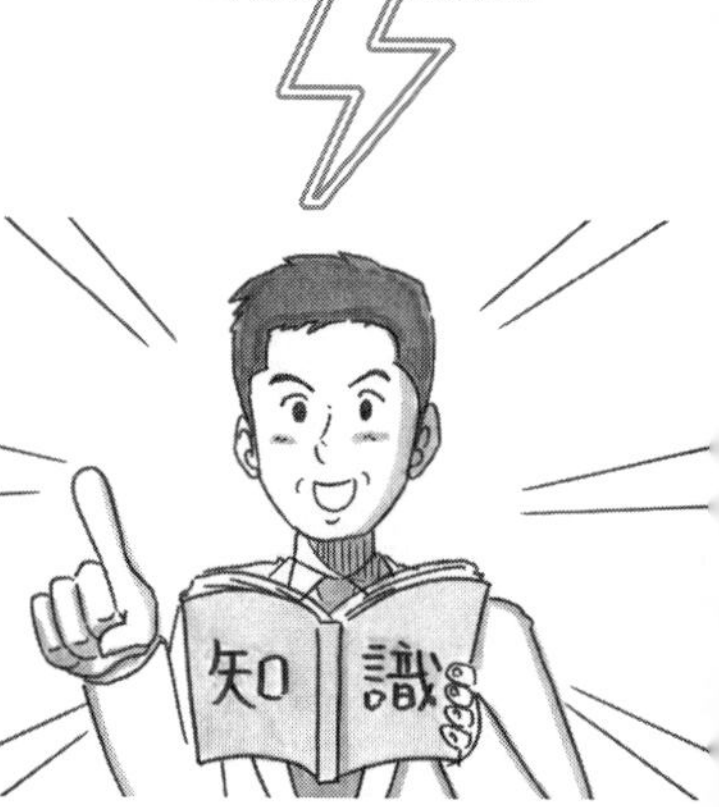

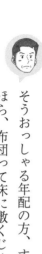

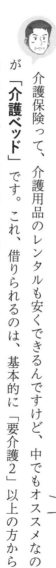

介護保険で、高機能ベッドを格安レンタル

介護保険って、介護用品のレンタルも安くできるんですけど、中でもオススメなのが「**介護ベッド**」です。これ、借りられるのは、基本的に「要介護2」以上の方からなんですけども。**要介護2以上がついたら、絶対に借りたほうがいいですね！**

ベッドですか……でもうちの母、布団派なんですよねぇ。

そうおっしゃる年配の方、すごく多いんですけど、**布団って実は寒い**というか。ほら、布団って床に敷くじゃないですか。暖かい空気は上へ昇っていきますから、床って空気の温度、低いんですよ。布団だと、そこで寝ることになるもんですから。

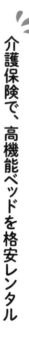

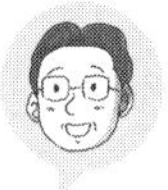

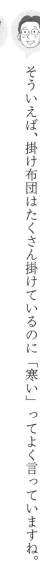

そういえば、掛け布団はたくさん掛けているのに「寒い」ってよく言っていますね。

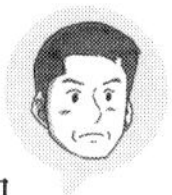

でしょ。お年寄りになると筋肉の量が減って、筋肉が生み出す熱量も減る。だから日ごろから冷えやすいし、床で寝ると余計に寒いんですよ。その点、**ベッドだと、少なくとも床より数十センチは高いので、それだけで全然あったかい**んですね。

それに、ベッドだと起き上がるときに、ベッドから足を下ろして、頭の位置をちょっと上げればいいんですけども。これが**布団だと、立ち上がる際に、頭の位置をものすごく高いところまで上げることになる。その高低差でフラつきやすくなる**んです。

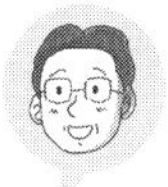

なるほど、転びやすくなると。考えてみれば、布団だと、立ち上がるのも大変そうだなぁ。

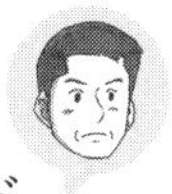

そうなんですよ。だから、ある程度、歳を取ったら、認知症の有無にかかわらず、ベッドを使われたほうがいいと思います。で、**要介護2以上の方なら、買うんじゃなくて、**

介護保険で介護ベッドをレンタルするのが、断然オススメです！

なぜなら、買うと30～40万円する高価な介護ベッドが、介護保険を使うと月々600～2000円前後でレンタルできるんです※。しかも、ベッドが壊れたり、新しい機能がついたものが登場したりしたら、すぐに交換してもらえますし。

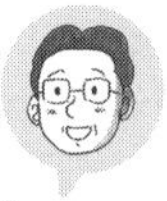

そうか、患者さんの状態が悪くなったときに、たとえば「追加で、膝上げ機能がほしい」となったら、それを頼めるわけですね。買っちゃうと交換は無理だし、なるほど、それならレンタルのほうがお得だなぁ。

欄《らん》間《ま》がある部屋の介護は大変!?

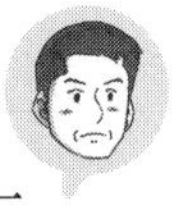

あと、これは余談なんですけど、介護ベッドを入れるとなると場所を取るもんで、一軒家だと、それまで客間として使っていた和室に入れることが多いんですね。で、そういうお部屋って欄間があることが多いんですけど。

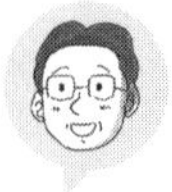

欄間……ふすまの上に、松とか波とかを透《す》かし彫りしてあるやつですね。

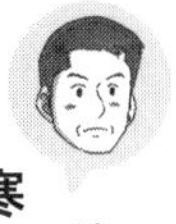

そうです。で、**欄間って、透かしからヒューヒュー風が入ってきて、冬はめちゃくちゃ寒いんです！** なので、**欄間をラップで塞《ふさ》いでいるお宅が多くて。**

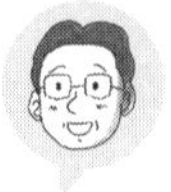

欄間って「豪華の極み！」みたいなところがあるのに……物悲しいですねぇ。

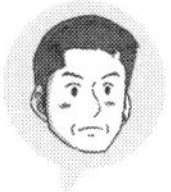

寒さには勝てませんからね。
ちなみに欄間は、介護保険を使っての改修はできないですよ。念のため！

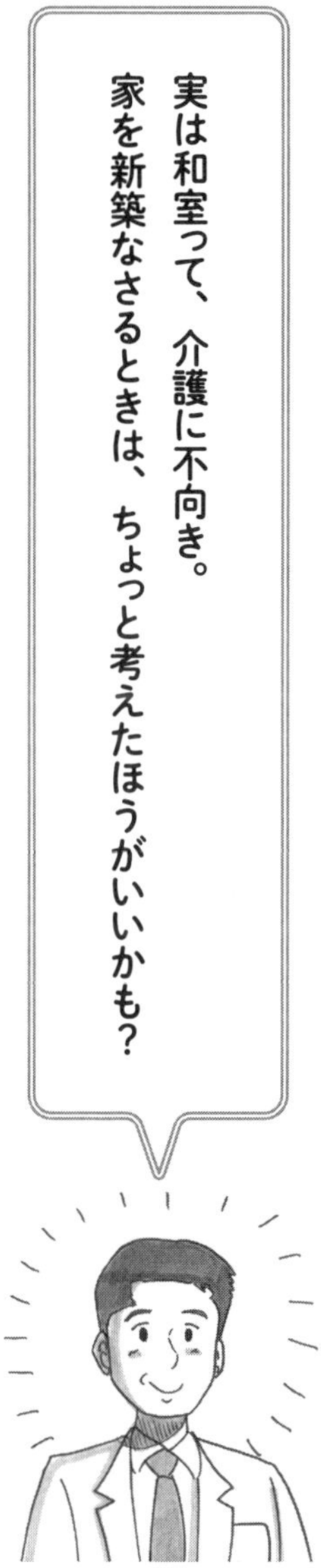
実は和室って、介護に不向き。家を新築なさるときは、ちょっと考えたほうがいいかも？

※患者さんの自己負担額が1割の場合。

決断！ 介護がつらくなってきたら、介護保険の区分変更をしてもらう！

被保険者証の有効期限内でも、変更申請は可能です

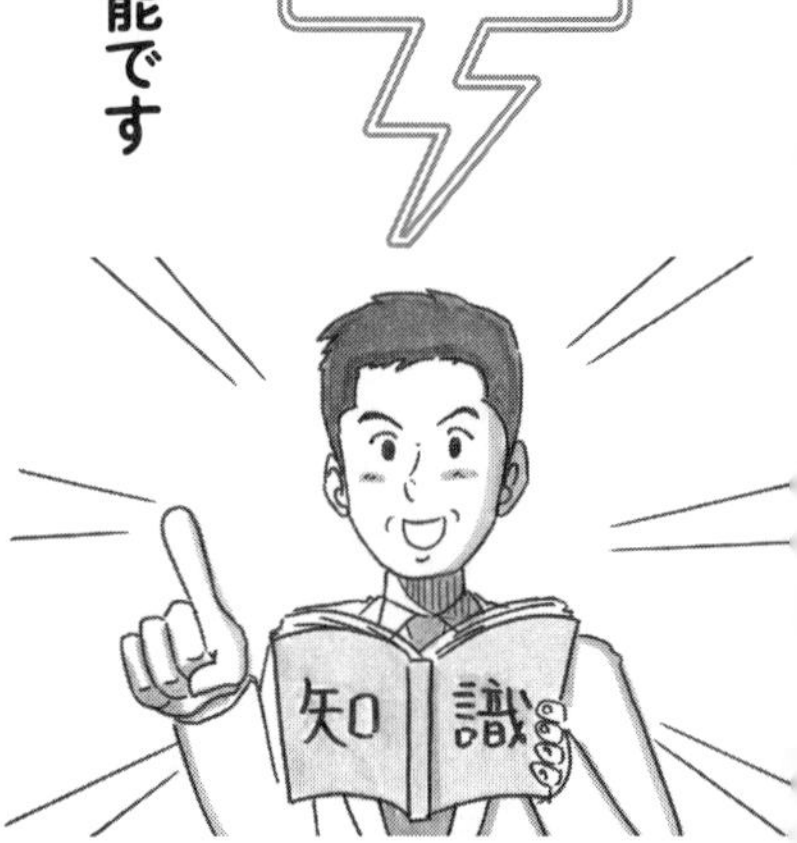

介護保険に関する知識として、これもぜひ覚えておいてほしいんですけども。

被保険者証の有効期限内でも、患者さんの状態が悪化して、「**なんか介護がつらくなってきた」という場合は、「介護区分を変更したい」という申請ができます。**

えーっと……。まず、被保険者証の有効期限とは？

あのですね、介護認定を受けると、被保険者証が届きます。そこには、有効期限がだいたい1～3年※の間で書かれているんですね。

で、それを見ると、「有効期限の間は、介護度の区分を変更できないんだろうな」と

なんとなく思っちゃう方が多いみたいなんですけれども。

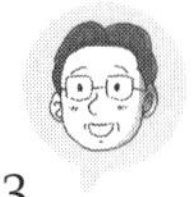

介護度の区分って、「要支援1」「要支援2」とか、「要介護1」「要介護2」「要介護3」とかいうやつですよね。え、**保険証の有効期限の間は、ずっと同じ区分でいなきゃいけない……ってわけじゃないんですか？**

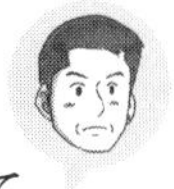

そうなんです。やっぱり、その間に患者さんの状態が悪化して、介護が大変になってしまうことって、往々にしてありますから。

それで、たとえば、患者さんがデイサービスに週2〜3回、ショートステイに月2〜3回行ってくれれば、なんとか面倒が看られる……という程度であれば、要介護度は1〜2で大丈夫なんですね。

でも、患者さんの重症度が上がってきて、「もっとショートステイを使わないと、介護するほうが倒れてしまう」とか「もっと介護ヘルパーさんに来てもらわないと、家事が全然回らない」となったら、要介護度は3以上にしてもらったほうがいいんです。

※患者さんの状態が当面変化しなさそうな場合、有効期限が長くなる傾向があります。

だから、こうなったときは、介護保険の区分変更を考えたほうがいいんですね。

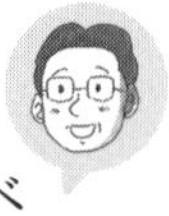

介護度が上がると、介護保険でショートステイを使える回数や、ヘルパーさんを呼べる回数が増えますもんね。

あれ、でも、**介護度が3以上になると、今度はデイサービスなんかの通所系サービスの利用料が高くなる……って話も聞きましたけど。**

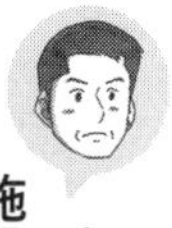

あのね、**そういうセコイことを言っていると、急に患者さんの具合が悪くなって、施設に入所しないといけなくなったときに、めちゃくちゃ困るんです！** なんせ要介護1～2で施設を探すのと、要介護3以上で探すのとでは、使える施設のバリエーションの幅がまったく変わってきますから。

常に患者さんの状態にふさわしい介護度をつけておくことが、患者さんと介護家族さんの生活を守ることに繋がるんです！

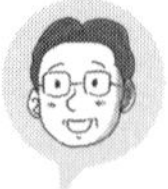

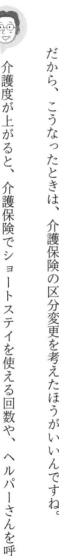

肝に銘じます。で、区分を変えたいとなったら、どうすれば？

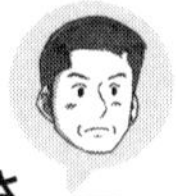

「最近、なんだか介護をするのが大変になってきたな」と思ったら、まずはケアマネさんに「介護度はこのままでいいんでしょうか」と聞いてみてください。

ケアマネさんは多くの患者さんを見ているので、「今のレベルだったら、区分は要介護1ぐらいですよ」とか、「そうですね。前よりけっこう大変になってきて、もうちょっと介護ヘルパーさんに来てもらったほうが良さそうだから、主治医の先生に区分変更を相談してみましょうか」と教えてくれると思います。

必要なら医療機関についてきて、医師に進言もしてくれると思いますよ。

「以前より、介護負担が重くなってきた」と感じたら、ケアマネや医師に、迷わず相談してください！

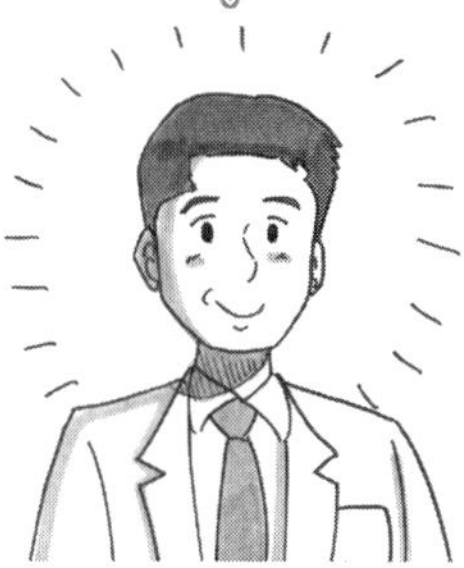

Column

介護認定を受けたら、「障害者控除」で、お得に節税しよう！

患者さんの認知症が進行してくると、最期は日常生活動作（ＡＤＬ）が低下して自分で動くことが困難になるため、大人用おむつが必需品になります。

日常的におむつを使用する患者さんがいるご家族が、年末に医師に求めるもの。それが「おむつ使用証明書」です。

これがあると、確定申告の際に、おむつ代を医療費として申告できます。医療費の自己負担額が年間10万円を超えると、超えた分を所得から控除できる仕組みを「医療費控除」といいますが、これをうまく使うと、翌年の税金が少し安くなるんですね。

これ、介護でおむつを使用するご家族には、わりと知られている知識だと思います。

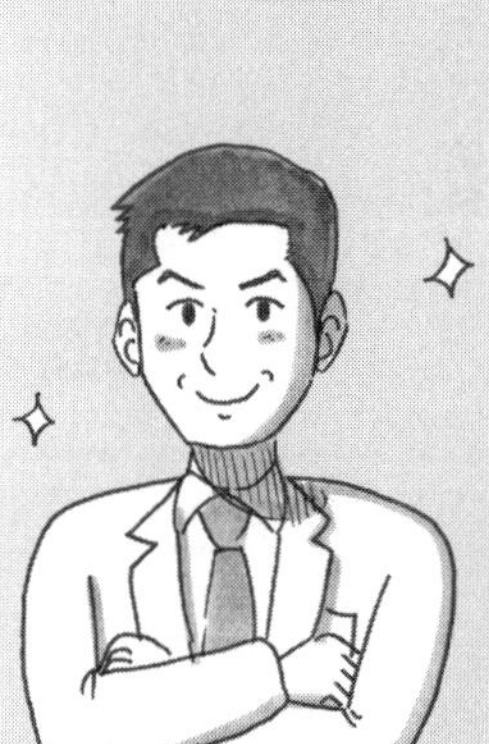

▽「おむつ控除」より断然お得な、「障害者控除」を使おう!

でも、ちょっと待ってください!

おむつ使用証明書より、もっと節税できるお得な情報があるんです。

私は、ファイナンシャル・プランナーの資格も持っているので、税金関係にもちょっとくわしいんですが、そんな私がオススメしたいのが**「障害者控除」です!**

「ん? 障害者認定って、認知症になった程度じゃ受けられないんじゃ?」と思った方は、きっと多いと思います。でも、**要介護認定を受けた人は、実は障害者控除を受けられるようになるんです。**

では、どれくらいの控除が受けられるかというと、地方自治体によって区分けに少々差があるのですが、**「要支援1、要支援2」「要介護1、要介護2」の方は27万円。「要介護3、要介護4、要介護5」の方は、特別障害者控除として40万円の控除が受けられるのが一般的です**(2025年1月現在)。

この金額を所得から差し引いた状態で、確定申告ができますから、翌年支払う税金をグッとお安くできます。

これは相当、お得です！

たとえば、「要介護3」の場合、40万円の控除を受けられるわけですが、その方が支払う税率が3割だとすると、支払った所得税から、12万円が戻ってくるわけです。

ちなみに、**障害者控除は、5年前までさかのぼって申請ができます。**

この方の場合なら、12万円×5年＝60万円も返ってくることになるわけです！

先ほどお伝えした「おむつ使用証明書」を使った医療費控除では、ここまではできません。

なぜなら、医療費控除の場合、自己負担額が年間10万円を超えた分を所得から差し引けるわけですが、75歳を超えたら、医療費の自己負担額は基本的に1割です。

なので、ここにおむつ代を上乗せしたところで、年間10万円かかるか、かからないかというのが一般的です。

つまり、おむつ使用証明書をとっても、支払う税金の額を減らすという効果は、ほとんど期待できないわけです。

ですから、あなたのご家族が介護認定を受けていて、年末に確定申告をする必要がある場合は、ぜひとも「障害者控除」を使ってください！

介護はお金がかかります。

きっちり節税して、介護費用を潤沢にしましょう！

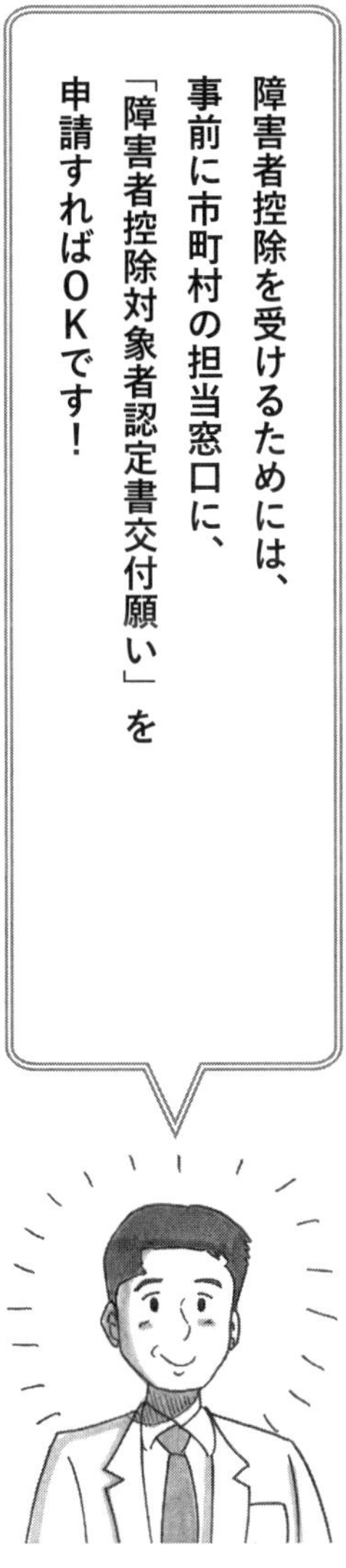
障害者控除を受けるためには、事前に市町村の担当窓口に、「障害者控除対象者認定書交付願い」を申請すればＯＫです！

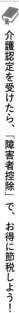

第4章
「お金」にまつわる決断

家族が認知症になると困ることのひとつが、患者さんの貯金などの管理や、介護費用の捻出のこと。「お金」にまつわるいくつかのポイントをおさえておくことで、患者さん・介護者さん、双方の生活を守れます。

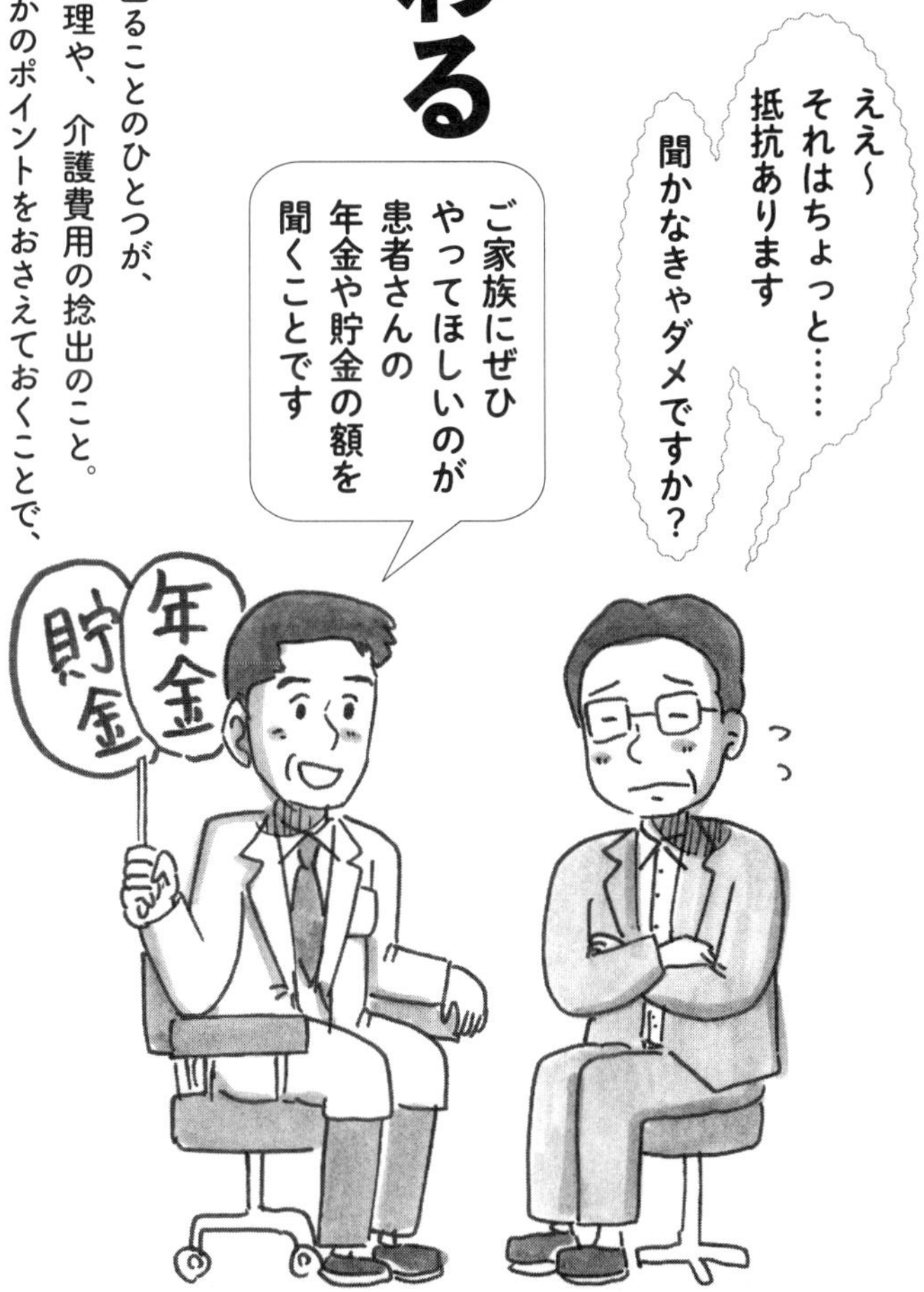
ええ〜
それはちょっと……
抵抗あります
聞かなきゃダメですか？
ご家族にぜひ
やってほしいのが
患者さんの
年金や貯金の額を
聞くことです
年金
貯金

決断！ 患者さんの銀行関係は、家族が管理する！

認知症になると、銀行の利用が難しくなる

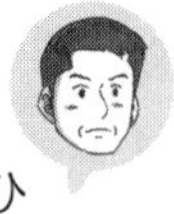

おじいちゃんやおばあちゃんが認知症になると、本人もご家族も大いに困ることのひとつが、やっぱり「お金」のことでしょう。

中でも、**早いうちに出てくる困りごとのひとつが、患者さんが銀行関係のサービスが使えなくなる**ことです。たとえば、通帳を何度もなくすとか、キャッシュカードの暗証番号がわからなくなってＡＴＭが使えなくなるとか。

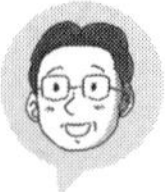

そういう話、よく聞きますね。

そういえば、認知症になった知人のお母さんは、銀行で何百万円も下ろしてきて、それを紙袋に入れたまま、自宅に無造作に置きっぱなしにしていたそうなんですが

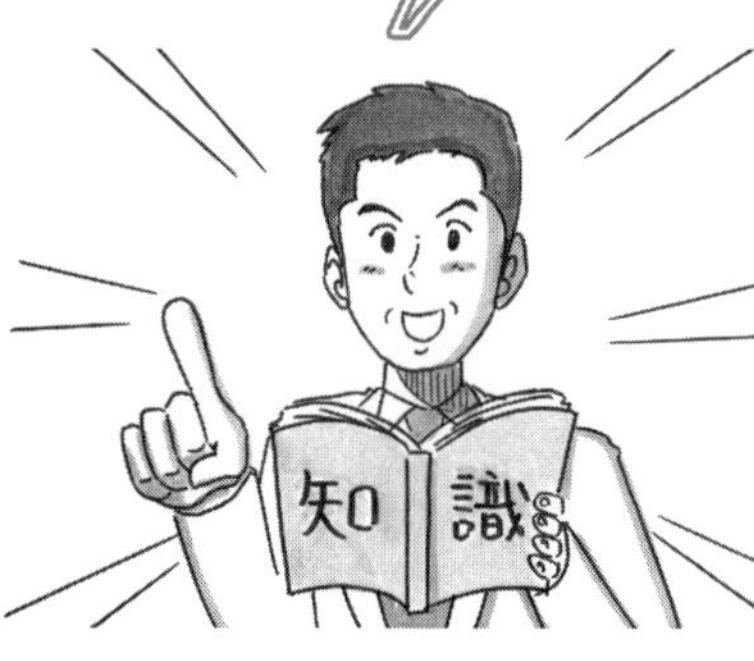

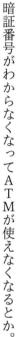

あれ、一体なんなんですか？

……。

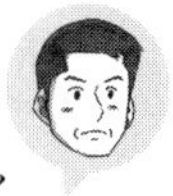

多分ですけど、患者さんはカードが使えなくなったことがあって、「また下ろせなくなったら困る」と思ったんじゃないですかね。だから、まとめて下ろして持って帰ってきて、そのまま忘れちゃったという。

うちのクリニックの患者さんのお宅でも、認知症のお母さんが銀行から下ろしてきた札束が、家のあちこちから出てきたってことがありました。

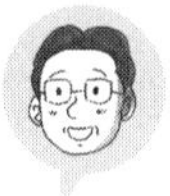

なんか、宝探しみたいになっていますね。

2千万円が、ごっそり消えた!?

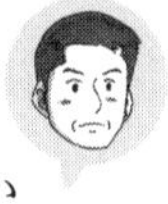

でも、宝探しになるのって、家でちゃんと見つかったからで、これがなんにも見つからないケースもあるんです。

この前も、ある患者さんの娘さんが相談に見えたんですけど、その方が認知症のお母さんの通帳を見たら、**2千万円くらいごっそり消えていたら**しいんです。

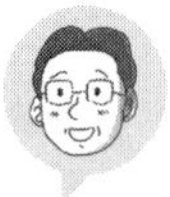

にっ、2千万!? そのお金、どこに行ったんですか!?

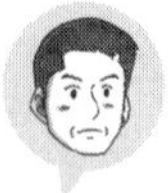

それが、まったくわからない。
本人に聞いても、自分で使ったのか、下ろしてきた現金をどこかにしまったのか、誰かに渡しちゃったのか……何もわからない。**もう、お手上げです。**

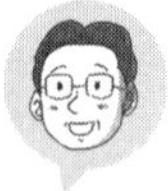

それは……親といえども、**呪いたくなりますね。**

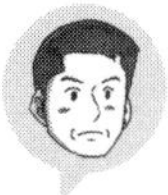

怖いな! でも、まぁ、そうですよね。
だから、患者さんが通帳をなくすようになったり、キャッシュカードが使えなくなったりしていることがわかった時点で、患者さんには銀行関係のサービスを使うのをやめてもらって、「家族が、患者さんに代わって、銀行関係を管理する」という決断が必

要になるわけです。

具体的には、通帳や印鑑を預かったり、キャッシュカードを預かって暗証番号を教えてもらったりですね。

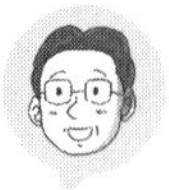

なんか……親といえども、人のお金って触りたくないですけども。

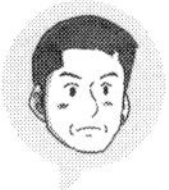

親御さんの貯金がごっそりなくなってもいいなら、それでもいいですけどね。
「お金関係は、本人に任せておいてもなんとかなるだろう」と漠然と思っている人っているんですけど、何とかなると思わないほうがいいですよ。なくなったが最後、ホントになんともなりませんから。

家族が、銀行管理を任せてもらえるスムーズな方法とは？

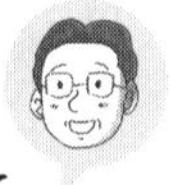

でも、家族が「最近、もの忘れが進んできているから、通帳やキャッシュカードはこっちが管理するよ」と言ったところで、患者さんは素直に聞いてくれますか？

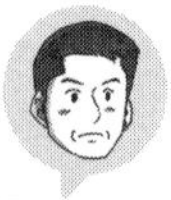

そのへんは、患者さんによりますね。

「じゃあ、お願いするよ」と素直におっしゃる方もいれば、そもそも嫌がって任せてくれない方も多いです。やっぱりお金って大事ですからね。

ですよねぇ。そんな患者さんに、スムーズに銀行関係の管理を家族が任せてもらう方法ってありますか？

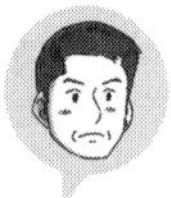

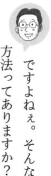

そうですねぇ……。

患者さんが通帳をなくしたり、キャッシュカードの暗証番号がわからなくなったりして困っているタイミングで、「こういうことが続くと大変だから、こっちに全部任せてくれないかな？」と家族が提案することでしょうか。

患者さんからすると、「自分は、こんなこともできなくなってしまったんだ」と落ち込んでいるタイミングなので、「……お願いしようかな」とわりとすんなり任せてくれることが多いようです。

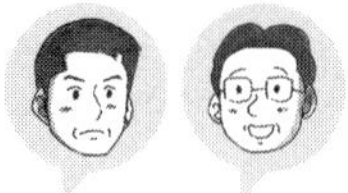

それって……弱みに付け込むみたいで、ちょっと気が引けますが。

弱みって……ま、まぁ、実際そうなんですけども。

でも、この方法がいちばんスムーズに、本人の同意を引き出せるんですよねぇ。

ま、同意してもらったところで、患者さんはそのことをすっかり忘れて、「通帳がない！」「キャッシュカード、盗ったやろ！」とあとで言ってくることも多いんですけど。

そういうすれ違いが、認知症介護の大いにつらいところのひとつですね。

患者さんが「管理を家族に任せる」と言ってくれたところを動画で撮っておいて、混乱したときにご本人に見せてもいいかもしれませんね。

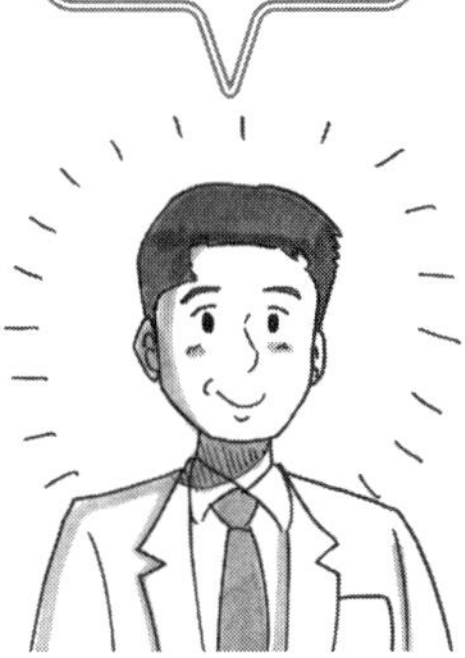

決断！ 患者さんの定期預金を解約して、普通預金にしておく！

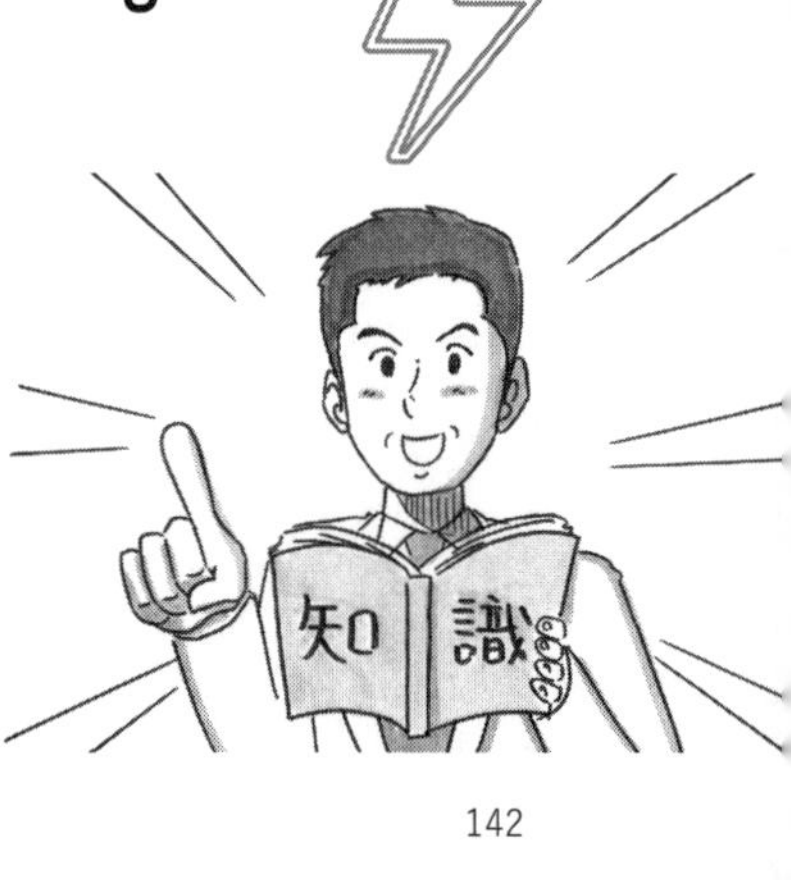

認知症が進むと、定期の解約が面倒になることも

それで、ご家族が認知症だと診断されたら、なるべく早く**患者さんの定期預金を解約して、普通預金にしておいてください。**

あ～、定期ってすぐには崩せませんから、使おうと思ったときに使えませんもんね。

そうなんです。のちのち患者さんの診察代や介護費用を、患者さんの貯金から払おうと思っても、定期になっていると払えませんからね。

で、ここが重要なんですけど、**患者さんの認知症が進んでくると、定期の解約が難しくなることがあって。**

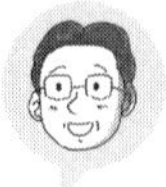

ん？　どうしてですか？

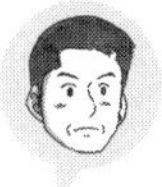

ほら、定期の解約って、本人確認が必要でしょう？

それで、たとえばご家族が「おじいちゃん、最近もの忘れが増えてきて、お金の管理が大変になってきているから、こちらで管理をさせてもらうね。それで、定期預金、普通預金にさせてくれる？」と相談して、おじいちゃん本人から「わかった、頼む」と了承を得たとします。

で、次の日に一緒に銀行に行って、いざ解約という段になって、銀行員さんに「では、解約ということでよろしいですね？」と聞かれたおじいちゃんは、こんなふうに答えることがよくあります。**「は？　解約？　そんなん、せんよ」**。

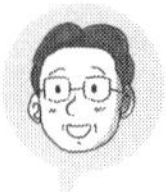

……前の日に話したこと、忘れている！

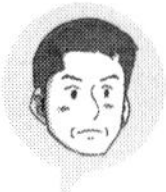

認知症ですからね。

その場でご家族がもう一度患者さんを説得して、ＯＫをもらえればまだいいですけど、このあと、患者さんが怒り出してしまうことも多々ありますしね。

なので、もの忘れがひどくなる前に、普通預金にしておいたほうがいいんですね。

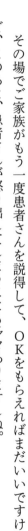

署名が必要な手続きも、早めに済ませておきましょう

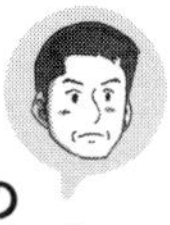

ちなみに、手続き関係に関連する話として、**認知症が進行すると、患者さんは自分の名前が書けなくなる、**ということがあります。

認知症の症状のひとつに、言葉や文字を認識したり、思い出したりすることが難しくなる、「失語」というものがあるんですが、そのせいで、人の話を理解するのが難しくなったり、読み書きが苦手になることがあるんですね。

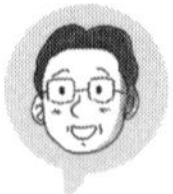

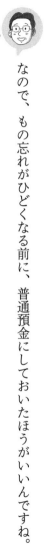

その一環で、自分の名前も書けなくなる。

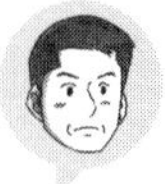

そうそう。で、たとえば患者さんがキャッシュカードの暗証番号を忘れても、通帳と印鑑があれば窓口でお金は下ろせるんですが、その場合、本人の自筆署名が必要になります。

ご家族の中には「通帳と印鑑さえあれば大丈夫」と思っている方がいるんですけど、本人が名前を書けなくなると下ろせないということは知っておいてください。

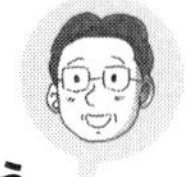

なるほど。**銀行関係に限らず、署名が必要な手続き関係は、早めにやっておいたほうがよさそう**ですね。

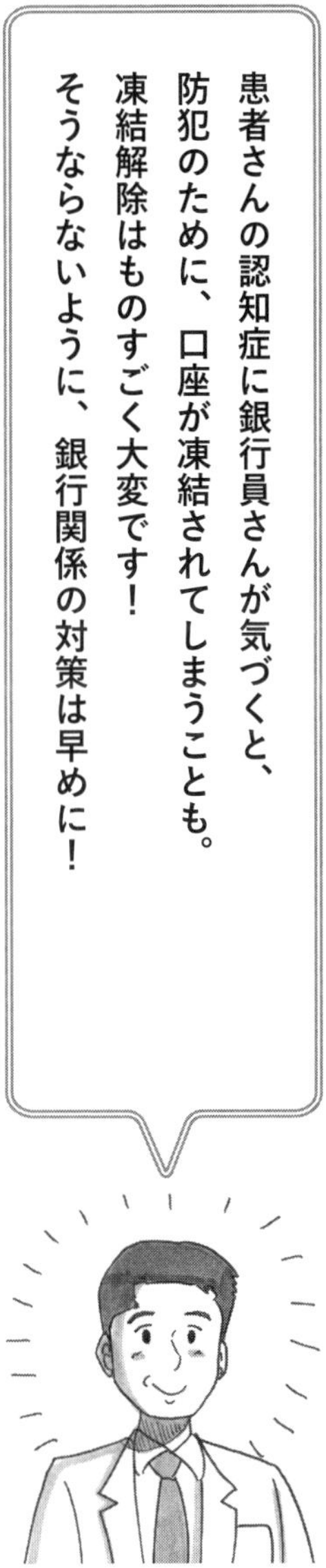
患者さんの認知症に銀行員さんが気づくと、
防犯のために、口座が凍結されてしまうことも。
凍結解除はものすごく大変です！
そうならないように、銀行関係の対策は早めに！

決断！ 患者さんのお金遣いが妙なときは、お小遣い制にする！

やたらとお金を使ってしまう患者さん

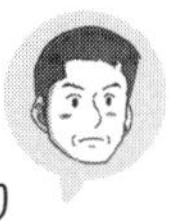

通帳をやたらとなくしたり、暗証番号を忘れてキャッシュカードが使えなくなったりするあたりで、患者さんの中には、意味なくお金をポンポン使うようになる方もいます。

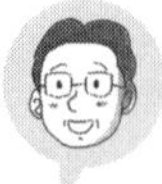

お金をポンポン？

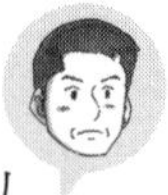

たとえば、日用品のストックを異様に買い込む。牛乳パックが冷蔵庫にいつも10本以上ないと不安とかね。それから、やたらとテレビ通販で買い物ばっかりして、毎日のようにうちに段ボール箱が届くとか。あるいは、ときどき家に遊びに来る孫に、１

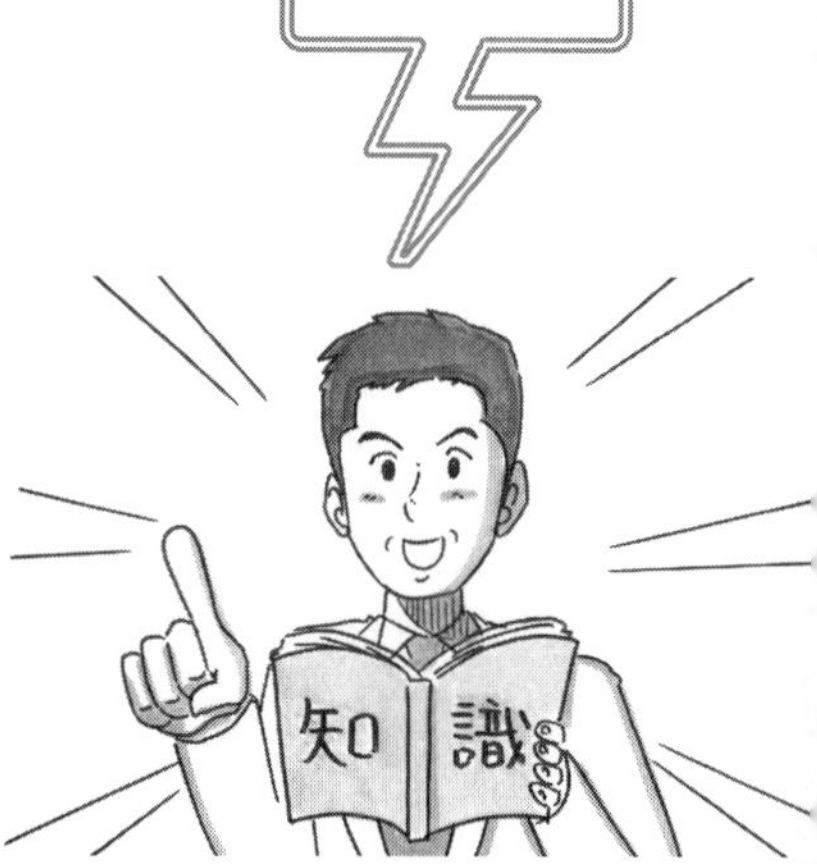

日のうちに何度もお小遣いをあげてみたり。そういえば、**仲良くもなんともない人に、ロレックスの高級時計をポンと買ってあげちゃったおばあちゃんもいました。**

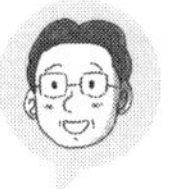

ロレックスを！　そんなの僕も買ってほしいですよ！

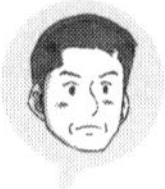

そうだよねぇ。

こんなふうに、ホントによくわからないまま、お金をムダ使いしちゃう患者さんもいます。それを見て、**「あ、ボケてるな」と気づいて騙そうと寄ってくる輩《やから》もいるし。**

そんな輩にたかられると、貯金なんてあっという間になくなりますから、ご家族はいよいよ、患者さんのお金遣いをしっかり管理する必要があります。

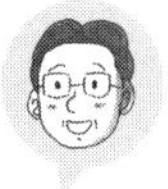

この場合、何かいい方法ってありますか？

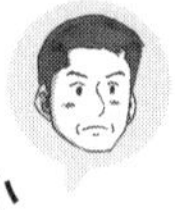

クレジットカードなんかを渡したらホントにポンポン使っちゃいますから、もう**お小遣い制にするしかない**と思います。ご本人の口座から、使っちゃっても問題ない額

だけ、毎月渡すようにする、っていう。

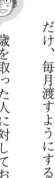

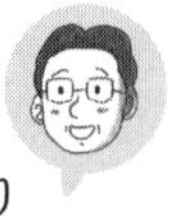

歳を取った人に対してお小遣い制……って、なんか不思議な気もしますが、やっぱりそれがいちばんいいんでしょうね。

ただ、「最近、変なお金の使い方をしちゃうみたいだから、お小遣い制にするね」と言って、本人に納得してもらえます？

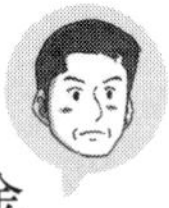

納得しない方はしないですし、そういう方は月々いくら渡すと決めても、「もっとお金が欲しい」って言ってきます。

ただ、**不思議と、ずっと「お金をくれ」と言い続ける人は少ない**です。認知症になると、徐々に欲がなくなっていくのかもしれません。

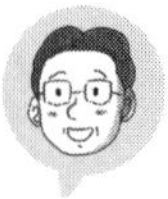

ある一時期を過ぎると、お金遣いの荒さも落ち着く？

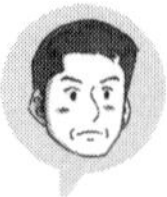

患者さんを見ていると、そういう方が多いです。

例外は、人に贈り物をする習慣がある方ですね。

商売をやっていた方なんかだと、先方に出向くときにいつも必ず手土産を持っていくとか、お歳暮とかお中元を贈る習慣がありますよね。こういう方って、認知症になっても、人に何かしら買ってあげたくなってしまうみたいなんです。でも、これをやるとお金って、すぐになくなりますからね。

なので、患者さんに「人様に贈り物をしたいから、もっとお金をちょうだい」と言われたら、きっぱり断るようにしてください！

若いときに贈り物の習慣を持つと、歳を取ってもやめられなくなります。老後のことを考えて、手土産や季節の贈りものなどの習慣は、いっそのこと、やめにしませんか？

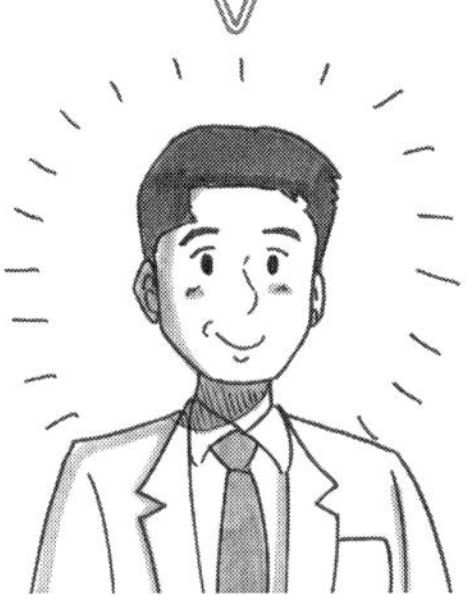

Column

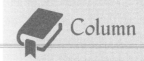

「高齢の親は騙される」と覚悟して、人間関係に気を配ろう！

ご家族に覚悟してほしいのが、「高齢になると誰でも騙される」ということ。

うちのクリニックの患者さんもほぼ高齢ですが、騙されることがあまりにも多いので、初診で「詐欺のような手口に、騙されたことは？」と質問をするほどです。

実は、私の母もオレオレ詐欺にひっかかって、１５０万円を騙し取られてしまいました。親戚を語る人から電話がかかってきて、「おばさんしか、頼る人がいなくて」と懇願されて、母は家族に内緒でお金を振り込んでしまったのです。

母はまだ認知症一歩手前の予備軍といったところ。高齢とは言え、もともとしっかりしていた人ですから、騙されたとわかった直後、本人はかなり落ち込んでいました。

何より、私もショックを受けました。自分の親は大丈夫だと思っていたものですか

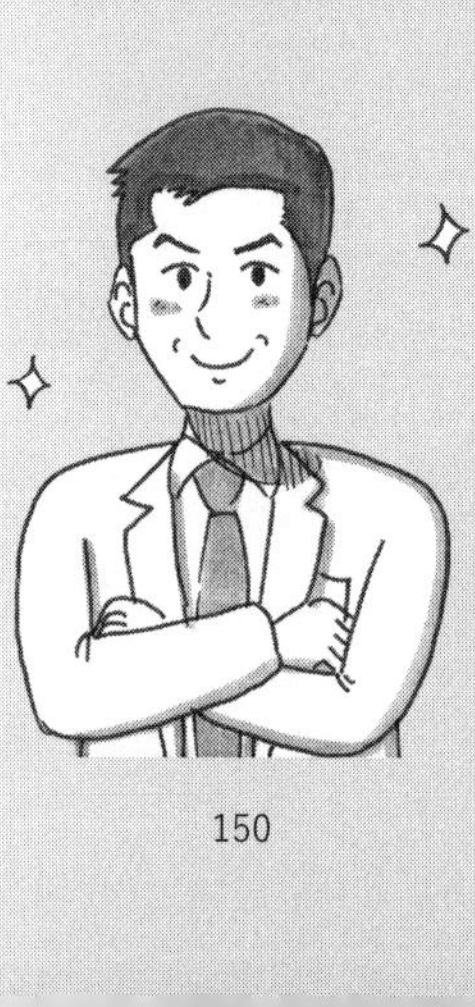

ら、「あんなにしっかりした親でも、歳を取って認知機能が衰えてきたら、騙されるんだなぁ」と、なんとも言えない気持ちになったものです。

患者さんの中には、自宅にやってきた貴金属の買い取り業者にものすごく安く買い叩かれてしまった方もいれば、昔からお付き合いのあるお寺さんに高額のお布施を騙し取られた方や、昔なじみのデパートの外商に長年にわたって高額商品を売りつけられ続けた方もいます。

歳を取ってくると、認知症を発症していなくても、多かれ少なかれ認知機能は低下してくるものです。

「歳を取った親は、騙される」ということを前提に、親御さんの金銭管理はもちろん、人間関係にも注意してあげてください。

また、一度騙された方は、なぜかもう騙されないと考えるようですが、どうやら悪徳業者間で名簿が出回っているようで、同じ方が繰り返し騙される傾向があります。一度騙された方ほど、より注意が必要です。

「高齢の親は騙される」と覚悟して、人間関係に気を配ろう！

Column

「成年後見人」をつけると、わりと面倒なことになります

高齢になると、残念ながら、騙される方が増えてきます。

「それなら、成年後見人をつければいいよ」という意見を、あなたも耳にしたことがあるのではないでしょうか。テレビでよく弁護士さんが言っていますからね。

成年後見人とは、認知症などで判断力が不確かになった方の財産や権利を守るために、本人に代わって行動する代理人のこと。成年後見人は、家庭裁判所が、親族の中からふさわしい人を選ぶか、弁護士や社会福祉士など法律や福祉にくわしい人の中から選ぶかして決めるのが一般的です（本人の判断力がしっかりしているうちに、本人が後見人を指定する場合もあります）。

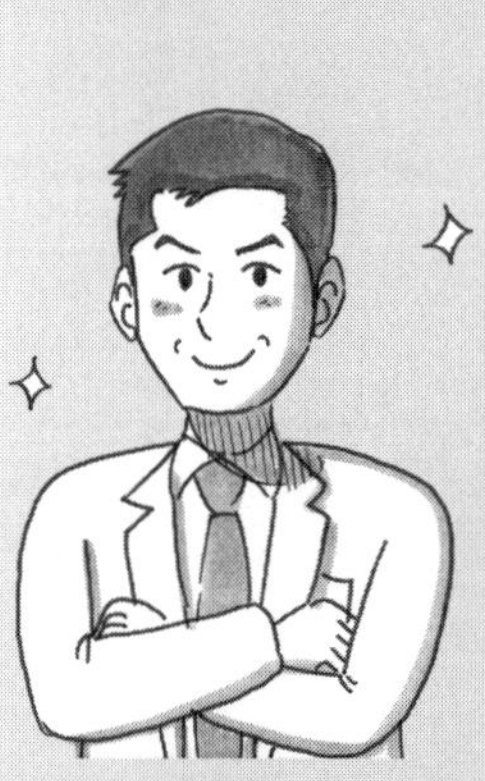

ただ、**私は、患者さんの銀行関係やクレジットカードを、ご家族がしっかり管理できているのであれば、成年後見人はむしろつけないほうがいい**と思っています。

なぜなら、つけると、けっこう面倒なことになるからです。

▽それまで患者さんに出してもらっていたお金がNGに!?

何が面倒かというと、まず、**成年後見人になると、当人の預貯金や不動産を管理する義務が生じるのですが、**その一環として、**年に1回、当人の通帳をコピーして、家裁に提出する必要があります。**

このとき、「このお金は何に使った」とわかる資料を一緒に提出しなければいけません。つまり、患者さんのお金の使い道を、逐一、報告しなければいけないわけです。この資料作りが非常に面倒です。

さらにやっかいなのが、**それまでは当人に出してもらっていたお金を、出してもらえなくなるケースが発生すること。**

たとえば、「本人のデイサービス代に使いました」「本人の病院代に使いました」という支払い理由は認められますが、医療費と認められないサプリメント代や家族で行った食事代・旅行代などの支払いは認められなくなります。

なぜなら、**成年後見人制度の目的は、「当人の財産を減らさない」ことだから。そのため、成年後見人をつけると、家庭裁判所が「当人にどうしても必要」と認めたもの以外、支払い理由として受け付けてもらえなくなるのです。**

ちなみに、資産がたくさんある人の場合、節税の一環として、親族に生前贈与することもあると思いますが、**成年後見人をつけてしまうと、贈与のためにお金を動かすこともできなくなりますから、注意が必要です。**

世間には、「成年後見人になれば、当人のお金を自由に動かせるようになる」と考えている方が少なからずいますが、当人のお金を自由に動かせなくするのが成年後見人制度の目的です。ですから、「動かせなくなると困る場合」も事前に想定して、成年後見人をつけるかどうかを考える必要があるんですね。

Column

▽例外的に、成年後見人をつけたほうがいいケース

とはいえ、例外的に、成年後見人をつけたほうがいいケースもあります。

身内にものすごくお金を使い込む人がいるケースです。

勝手に患者さんの財産を引き出して、パチンコや競馬に使ったり、ブランドものに使ったり。そういう親族がいる場合は、早めに成年後見人をつけて、後見人以外が患者さんの資産を動かせなくしておきましょう。

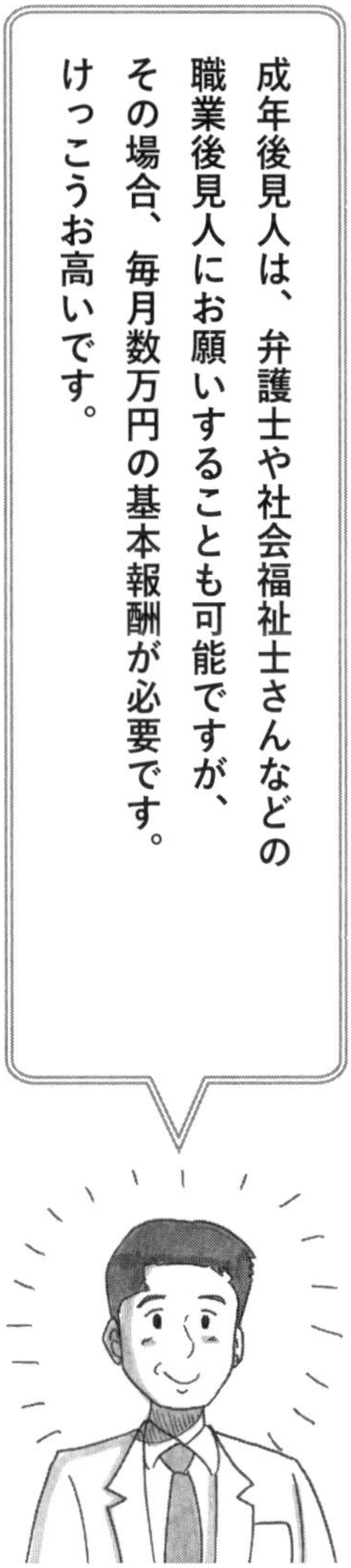
成年後見人は、弁護士や社会福祉士さんなどの職業後見人にお願いすることも可能ですが、その場合、毎月数万円の基本報酬が必要です。けっこうお高いです。

決断!

親の年金・貯金の額を聞く!

介護にいくら使えるか、知っておく

患者さんが通帳をなくしたり、キャッシュカードが使えなくなったりした時点で、ご家族にぜひやってほしいのが、**患者さんの年金や貯金の額を聞くこと**です。

ええ〜、それはちょっと……。抵抗あります。聞かなきゃダメですか?

あのねぇ、そんな悠長なことは言っていられなくなるんですよ。だって**認知症に限らず、介護費用って高い**から。患者さんが生きている限り、ずっとかかるものだし。

この前も、認知症のお義父さんを連れて、うちのクリニックにいらしたお嫁さんが

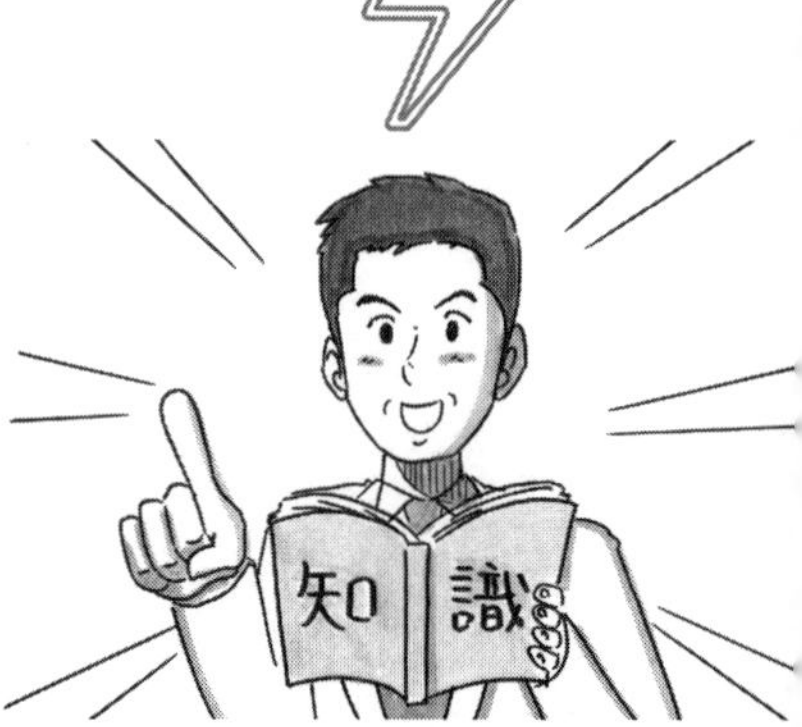

いたんですけどね。

そのお嫁さんが「お義父さんの介護にかけられるお金がうちにはないから、本人のお金をアテにしているんですけど、お義父さんのお金のことを把握させてもらってないから困っているんです。どうしましょう?」と言うわけです。

いや、だから「お義父さん本人に聞いてくださいよ、年金と貯金の額を」と。

やっぱり**親御さんの介護負担をすべて引き受けられる子どもなんていませんから、患者さん本人が使えるお金の額を、面倒を看る人が把握しておく必要がある**わけです。

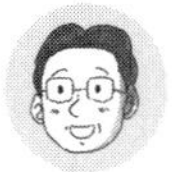

それはわかるんですけど……。

実は僕、生前の父に「貯金はどれくらいで、年金はどれくらいもらっているの?」って聞いたら、「お前、なんでそんなことが気になるんだ?」とものすごく不信がられて。

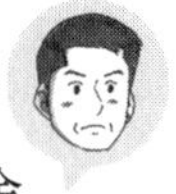

それ、事前に「お父さんの介護に使えるお金がどれくらいあるか知りたいから、貯金と年金の額を教えて」と説明しなかったからですよね?

そんなこといきなり聞いたら、そりゃ、警戒されますよ! 実際、親御さんの年金や貯金に寄生したがる子どももいるんですから。

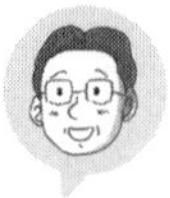

違うのに！　そうじゃないのに！

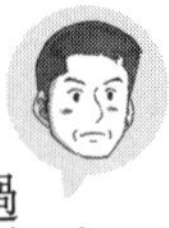

まぁ、日本人って親子でお金のことを話す風潮が少ないから、お金の話をされると過剰反応をする方がいるのもわかりますけどね。でも、だからって、**家族の中でお金の話をすることを避けていると、介護って必ずどこかで行き詰まる**んですよ。

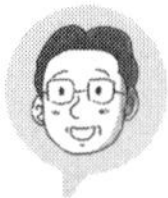

そりゃそうですよね。
本人が介護に使えるお金をどれくらい持っているかわからないままだと、面倒を看るほうは、介護サービスにどれくらいお金を使っていいのかわかりませんもんね。

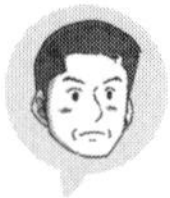

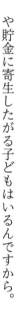

そうでしょ。
だから、**絶対に年金と貯金額を聞く必要があります。これはもう、絶対です！**
ただ、年金の額は、聞かなくてもわかることも多いんですよ。高齢になると、子どもさんにお金を下ろしてきてもらう人も多いでしょ。すると、子どもさんはそのときに通帳を見て、「年金は毎月、これくらい振り込まれているんだ」とわかるわけです。

でも、**貯金は聞かなきゃわかりません。**

それに、場合によっては、患者さん本人も正確な額を知らないこともあります。通帳や銀行通知を確認する習慣がない人だと、本人が思っているほどお金がなかった……ということも、よくありますしね。

だから、聞いてはみたけどちょっとあやしい場合は、ぜひ通帳などを確認させてもらってください。

「介護にどれくらい使えるか知りたいから、教えてね」ときっちり説明して、必ず聞いてください！

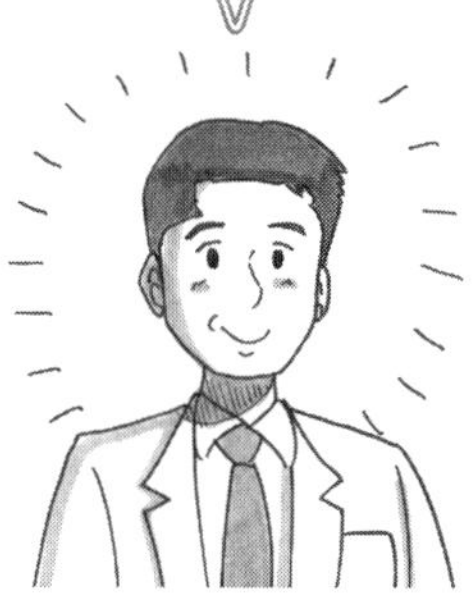

決断！ 介護費用は、患者さんのお金から払う！

介護費用は高額です！

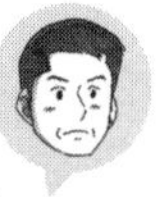

先ほども言いましたけど、親御さんの介護費用をすべて出せるお子さんなんて、そうそういません。なので、**介護費用は患者さん本人のお金から出す**ようにしてください。
まぁ、言われなくてもみなさん、そうすると思いますけども。
ただ、患者さんに年金や貯金の額を聞けない方の場合、「あなたのお金から、介護費用を出しますね」となかなか言えないことも多いみたいで。

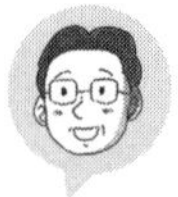

それで親の介護費用を、子どもが払うなどするんですか？

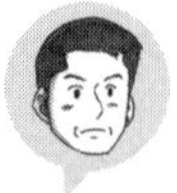

そうなんですよ。

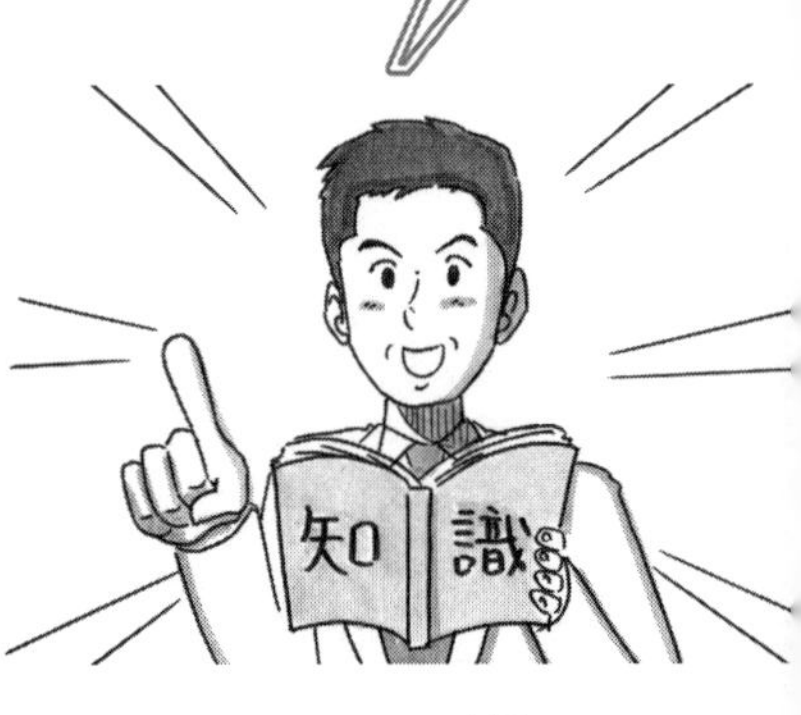

これが認知症の初期なら、病院代くらいしかかからないから、なんとか払えるんです。高齢者の医療費の自己負担額って1~2割だから、安いですし。

でも、**認知症が進んで、たとえば患者さんがデイサービスに行き始めると、1回2千円くらいかかる。で、週に4、5回行くとなると、月に3~4万円かかる**わけです。

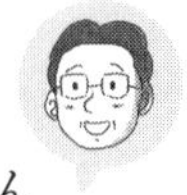

それだけで年間40~50万円……。しかも、それが何年続くかわからないわけですもんね。うわぁ~、無理。無理。無理!

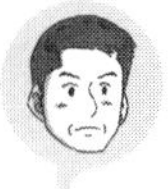

ね、無理でしょ。

ですから、**患者さんの介護費用は、本人の口座から引き落とせるようにしておく**必要があるわけです。もちろん、そのときは事前に「お母さんがデイサービスに行く分を、お母さんの口座から払うからね」と本人に伝えてください。

まぁ……言われても、認知症なのでおそらく忘れちゃうと思いますが、そのへんは、きっちりとね。

子どもが親の介護費用を出すのはNG！

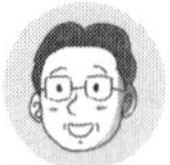

でも、親御さんにお金が全然なくて、お子さんが介護費用を出さざるをえない場合もありますよね。

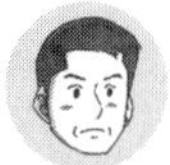

それでも、**介護は親御さんのお金の範囲内でやってもらうしかないと思います。だって、面倒を看るほうにだって、人生があるんだから。**出せる余裕があるなら、多少は出してあげてもいいかもしれないけど、そのせいで介護者さんの生活が苦しくなるのは違うよね。

そして、親の介護にお金を出さない子どもがいても、周囲は「あの人は冷たい」なんて目で見ないことが大切です。

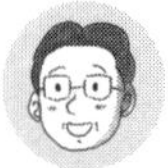

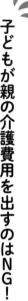

でも、「自分のために使うお金はあるのに、親に使うお金はないの？」とか、嫌味みたいなこと言う人、いるじゃないですか。

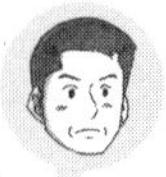

それまでの親子関係もありますからね。他人がどうこういう話でもないでしょ。そういう想像力がないほうが、私は冷たいと思いますけどね。

それに、介護するほうにある程度お金があったとしても、子どもが親の介護費用を出すなんて、実際、難しいと思いますよ。**特に子育てをしている親御さんにとっては、毎月1万円を親の介護のために捻出するのだって、かなり大変**です。

介護って、**できることはできる範囲でやってあげればいいけど、できないことは無理してやらないことが基本。でなければ、長続きしません**からね。

患者さんが持っているお金の範囲内で、利用できる介護サービスを使いましょう。それ以上のサービスを使うのはNGです！

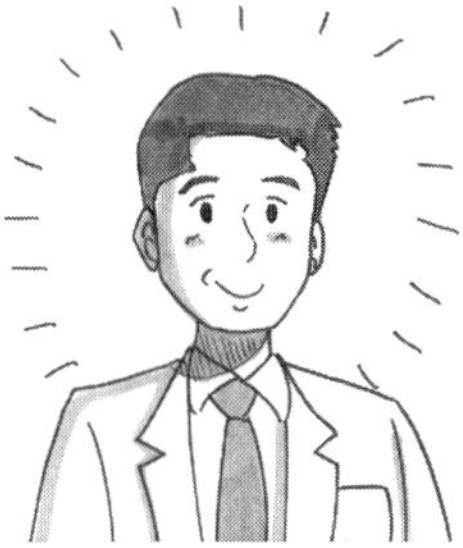

決断！施設代も、患者さんの貯金から支払う！

年金で足りない分は、患者さんの貯金を取り崩す

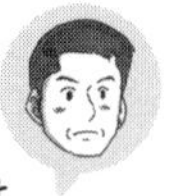

ちなみに、デイサービスの利用にかかるのは、月に3～4万円くらいなので、これは年金で賄える人がほとんどです。

ただその先、患者さんの症状が進んできて、自宅で生活するのが難しくなってくると、ご家族は患者さんを施設に預けることを考えるようになります。

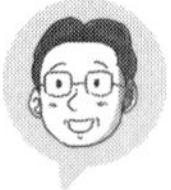

施設っていうのは、いわゆる介護施設ですよね。

グループホームとか、介護付き有料ホームとか、サービス付き高齢者住宅、特養（特別養護老人ホーム）、老健（介護老人保健施設）……。

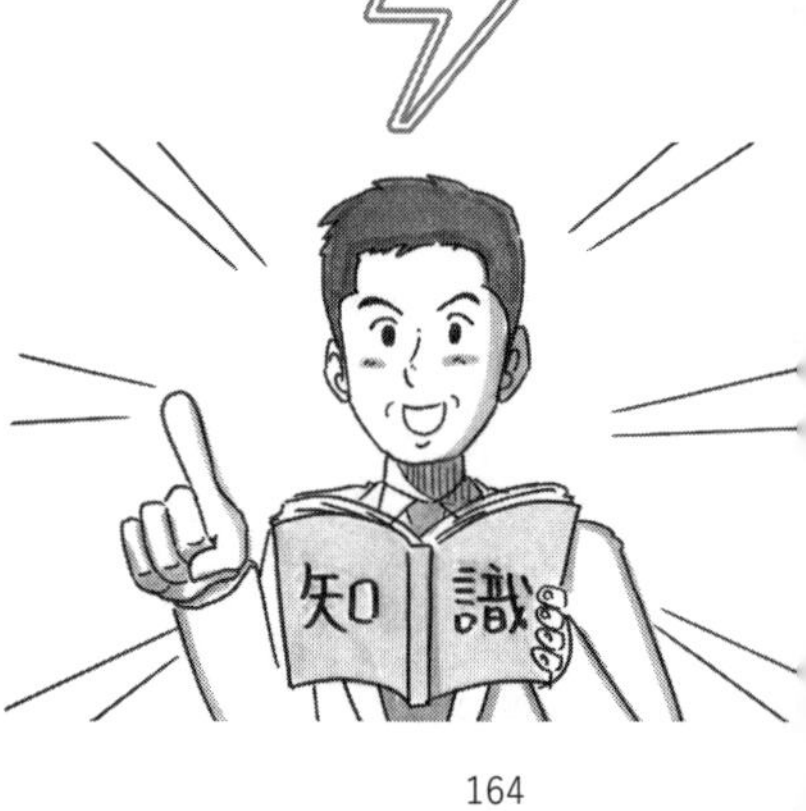

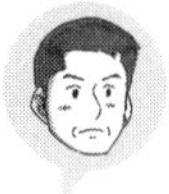

そうそう。
それで、預ける施設にもよりますが、最低でも、毎月15万円くらいは必要なんですね。
しかも、今はいろんなものが値上がりしているから、これからは月に20万円はかかると思っておいたほうがいいと思います。

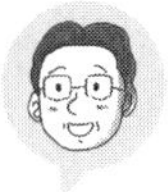

た……高くないですか？

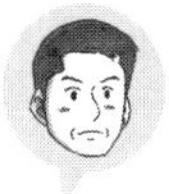

高いんですよ。これが毎月続きますからね。
で、こうした施設の費用を全額、年金で賄えれば問題はないんですけど、月に20万円の年金をもらっている方って少ないんですよ。そもそも施設によっては、月々の費用の他に、入所時に初期費用がかかることもありますし。
なので、ここまではなんとか患者さんの年金の範囲内で支払いができていたお宅でも、**施設代のために、患者さんの貯金を取り崩す**という決断が必要になります。
で、貯金を取り崩して、何年もつか……という話になるんですよね。

たとえば、親御さんの施設利用費が月20万円で、年金が15万円だとしましょう。

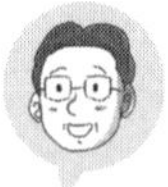

え〜と……、施設利用費が月20万円だから、1年にかかる費用は２４０万円。
で、親の年金額が月15万円だと、年間の収入は１８０万円。年金だけだと、施設利用費が毎年60万円不足するから……。
施設に居続けるためには、この60万円を、貯金から何年分出せるかって話ですね。
そして、この計算のためにも、親の年金額と貯金額を事前に知っておく必要がある。

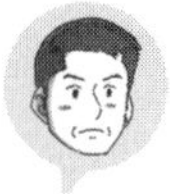

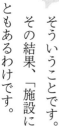

そういうことです。
その結果、「施設に預けるお金は捻出できないから、家で看ざるをえない」ということもあるわけです。
でも、認知症の患者さんを自宅でずっと看るのはかなり大変なので、お金のことは若い頃から、きっちりしといてほしいんですけどね。

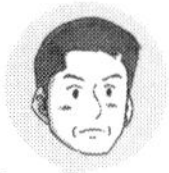

要介護3以上は、費用がやや安い「特養」が使えるように

ただし、**認知症の人って、最期は日常生活動作（ADL）が落ちるんですけど、そうなると、要介護3か4がついて、特養（特別養護老人ホーム）に入ることができます。**

特養の費用は少し安めで、**月に10万円前後。**なので、厚生年金をもらっている人であれば、貯金からの持ち出しはなしで行けるんですね。

患者さんの貯金額が、同じ施設に居続けるにはちょっと足りないかな……という場合は、特養を視野に入れていただくといいと思いますよ。

患者さんが国民年金にしか加入していない方は、費用が安い「特養」がオススメ。施設利用については、次の第5章でくわしくお伝えします！

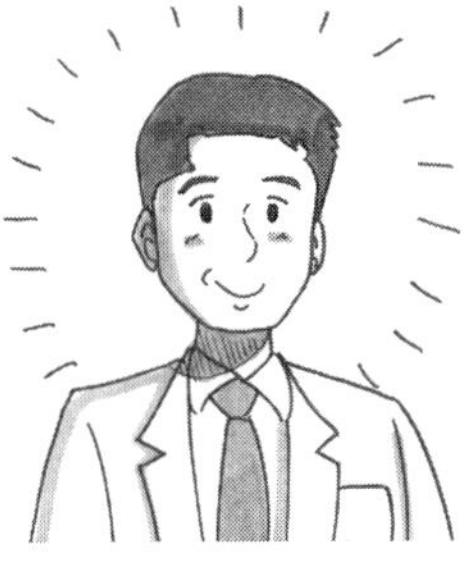

Column

親と同居の方は必見！「世帯分離」で介護費用が安くなる？

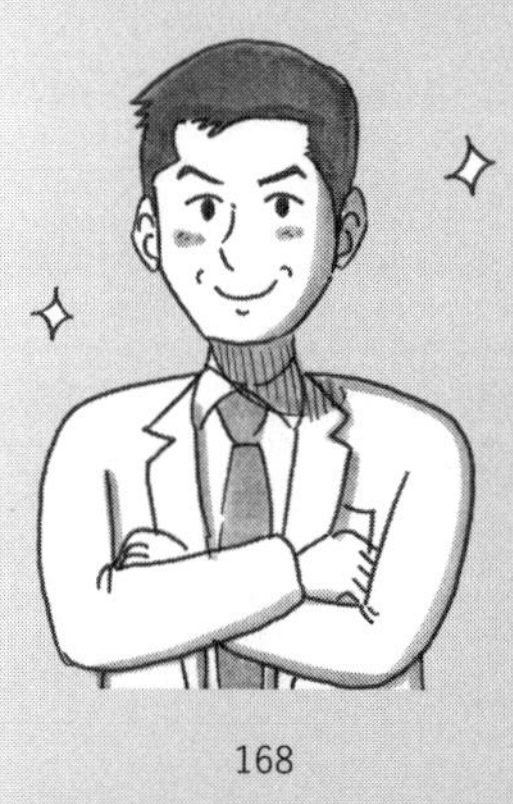

「介護費や施設代って、そんなにかかるのか」「うちの親は国民年金にしか加入していないし……」と、うんざりした気持ちになった方もきっといるでしょう。

そんな場合でも、もしあなたが親御さんと同居しているなら、使える手があるかもしれません。それが「**世帯分離**」です。これをすると、特養や老健などの公的施設の入所費などがグッと安くなるケースがあるんです。

▽世帯分離で、介護費用が6割安くなることも

「世帯分離」とは、同じ家に住む家族が、住民票上で別々の世帯として扱われるようにすること。戸籍を分けるわけではありませんから、これによって親子など家族の縁

が切れるわけではありません。

この世帯分離を行うと、分けた世帯の年収ごとに、保険料の自己負担額が決まります。**世帯分離をした結果、親御さんの年収が下がれば、国民年金保険料や介護保険料の負担が軽くなる**ことがあるのです。

特養（特別養護老人ホーム）の支払いを例に挙げてみましょう。入所している方の中には、年齢や家族構成、世帯年収、年金額も同じなのに、月々の支払額が異なる方たちがいます。たとえば、

- Aさんはひと月、５万１３００円
- Bさんはひと月、13万５５００円

という具合です。**なんと、8万円以上もの差がついています。**

なぜでしょう？

ここに関わってくるのが「世帯収入」です。

たとえば、親御さんと同居のCさんの世帯収入が、1千万円だったとします。

次のページの表は、介護保険の一種である「高額介護サービス費」の自己負担額を表すものですが（2025年1月現在）、これによるとCさん世帯は「第4段階」です。

このCさん世帯が、たとえば1ヵ月に3万5000円の自己負担をして、介護サービスを利用したとします。しかし「第4段階」の自己負担額の上限は4万4千円ですから、この場合、Cさん世帯は払い戻しを受けられません。

ですが、ここで世帯分離をして、Cさんの親御さん世帯の年収がグッと下がり、世帯全員が市民村民非課税になったとします。その結果、もし「第2段階」になれば、自己負担の限度額は1万5000円。申請すれば、差額の2万円を払い戻してもらうことができるのです。

また、「特養」や「老健」の部屋代や食費も、この利用者負担段階に連動して限度額が決まります。その結果、負担する費用に6割も差がつくことがあるのです。

ですから、「同居の親御さんの収入が国民年金のみ」なら、世帯分離を検討してみて

利用者負担段階	対象者	自己負担限度額（月額）
第1段階	•生活保護を受給している方等	15,000円（世帯）
第2段階	•世帯全員が市民村民税非課税 •前年の公的年金等収入金額＋その他の合計所得額の合計が80万円以下の方等	15,000円（個人）
第3段階	•世帯全員が市民村民税非課税	24,600円（世帯）
第4段階	•市民村民税課税〜課税所得380万円（年収約770万円）未満	44,000円（世帯）

はいかがでしょうか？　手続きは、役所の窓口で「世帯分離届」を提出すればOKです。

▽世帯分離のデメリットとは？

ただし、「特養」や「老健」の部屋代や食費の軽減措置を受けるには、預貯金残高が500〜650万円以下でなければなりません（2025年現在。金額は世帯収入や世帯人数で異なる）。

また、世帯分離をすると、世帯ごとに国民健康保険料が徴収されるようになるため、年収によっては、保険料が高くなるなどのデメリットがあります。その点も計算した上で、お得に「世帯分離」を使ってください。

決断！施設入所した患者さんが一人暮らしなら、自宅を売却する！

患者さんが施設に入所したら、早めに売却しよう

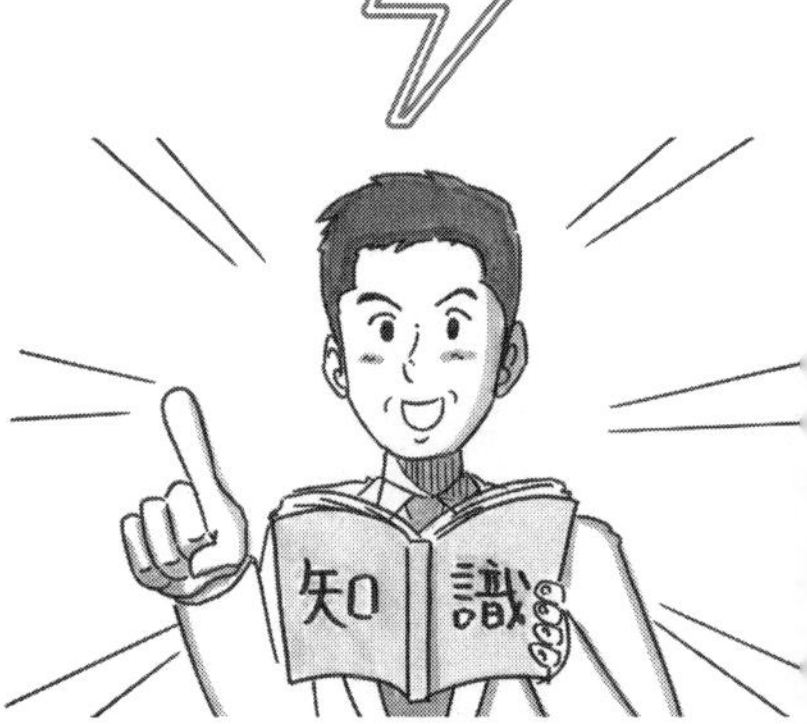

さて、患者さんの施設入所費を計算してみたら、「数年ならともかく、それ以上になったら、とても足りない」というお宅は実際に多いと思います。そんなとき、もし患者さんが一人暮らしなら、**思い切って、患者さんの自宅を売却しましょう。**

実家を売る、ってことですか。それって、なんとなく親が死んでからというか。だって、実家を売ったら、施設で何かあったときに、親が帰ってくる家がなくなるじゃないですか。うちは狭くて、介護ベッドを入れるなんて無理だし……。

そう言って、実家の売却を躊躇《ちゅうちょ》されるご家族もときどきいますけどね。

実際のところ、**一度施設に入所した患者さんが、自宅に戻ってくることは、ほぼありません。**なぜなら、それまで自宅介護で苦労していた人が、いったん「看ない」ということのラクさを経験したら、もう二度と自宅では看られなくなるからです。

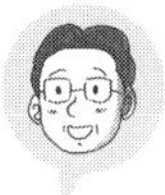

なるほど……。それくらい、介護ってしんどいんですね。

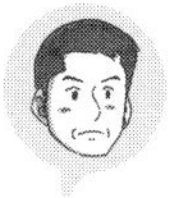

そりゃそうですよ！

特に認知症の患者さんの場合、想像のナナメ上のことをしますからね。

介護者さんがトイレに行っている隙にフラッと外に出ていって帰ってこられなくなったり、介護者さんが寝ているときにお鍋の火を消し忘れてボヤを出したり。そういうのを常に見張っていなきゃいけない状態って、それだけで疲れます。

なので、そういうのを気にしなくていい状態をいったん味わうと、「またあの状況に戻るのは、もう無理」と誰でもなる。おじいちゃん、おばあちゃんに対する愛情があっても、誰でもそうなります。仕方ないことです。

それに、始めは「入所させちゃって申し訳ないな」と罪悪感を抱いていたご家族も、親を入所させたからといって、ご近所から責められるわけでもないとわかると、「これで大丈夫なんだ」と思うわけです。

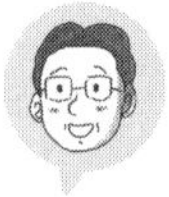

でも、入所した施設が看取りをやってくれないところだったら？
そのときは、やっぱり最後に自宅に帰ってくるんじゃないですか？

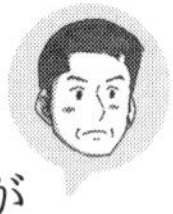

そのときは、病院に運んでもらうか、看取りをやってくれる施設を探すか。ご家族が選ぶのは、だいたい、そのどちらかです。

ですから、**施設入所でまとまったお金が必要になる場合は特に、親御さんが施設に入ったら、すぐに自宅の売却手続きをするのがいい**と思います。

実は私の知人も、「母親の施設費が月30万円かかるけど、このまま行くと、母の貯金はあと数年しか持たない」と気づいて、すぐに実家を売却しました。その後、1年ほどでお母様はお亡くなりになったんですが、その間、**介護費用の心配をしなくてよかったことが、精神的にすごくラクだった**みたいです。

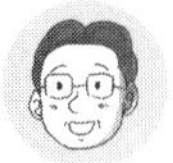
お金の心配をしなくていいのは、確かにラクかも。

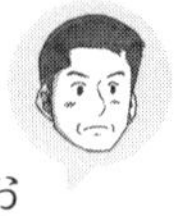
でしょ？　それに、家なんて売ろうと思っても、いつ売れるかわかりませんから、お金に余裕のあるうちに動いておかないと、あとあと困るわけです。

ですから、一人暮らしの患者さんが入所したら、早めに売りに出す。で、買ってくれそうな人が現れたら、すぐに売る。欲をかいて「もう少し高く買ってくれる人が出てくるかも」なんて待っていると、売りどきを逃して、誰も買ってくれなくなります。

特に地方は空き家だらけですから、買ってくれる人が見つかっただけでも御の字だと考えましょう。

患者さんの自宅を売っておくと、お亡くなりになったあとの財産分与もスムーズで、親族でモメません。

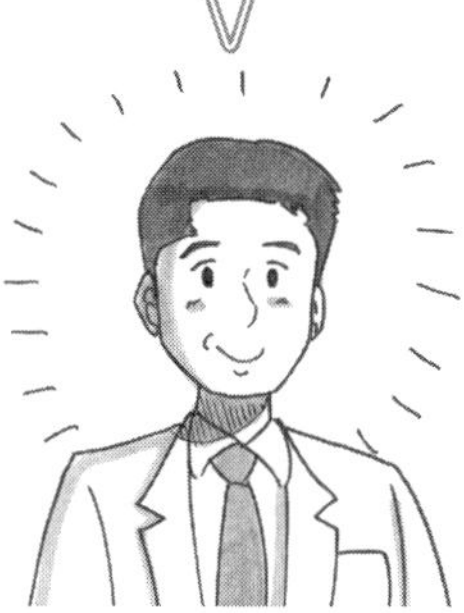

Column

遺された奥さんは、遺族年金だけでは暮らせない⁉

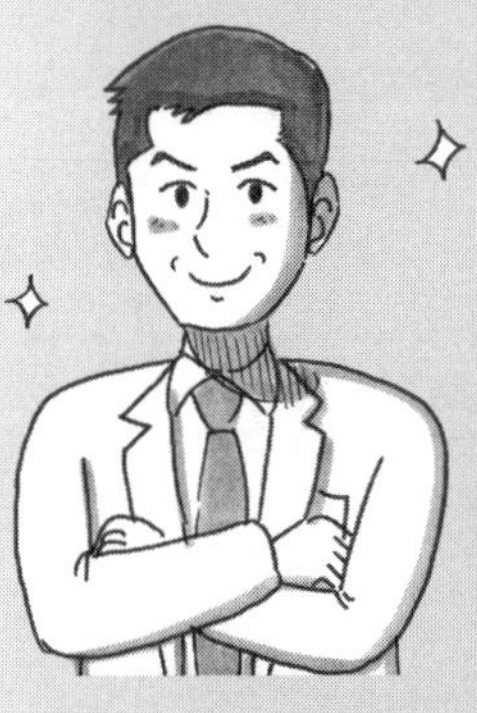

私が常々、気になっていることのひとつが、年金で暮らしているご夫婦のこと。

中でも、配偶者さんが亡くなって、遺族年金で暮らしている方のことです。

遺族年金というと、多少の知識がある方であれば、「厚生年金に加入していれば、これまでもらっていた額の３／４がもらえる」と、なんとなく思っているのではないでしょうか。

でも、その認識は、正確ではないかもしれません。

もしかすると、**思っているよりも、少ない額しかもらえないかもしれないのです。**

▽遺族年金は3／4も受け取れない？

先日、私のクリニックに、ご主人を亡くされた奥さんが来院しました。奥さんいわく、「長年連れ添った夫を失った喪失感はあるのですが、遺族年金で暮らしている今、喪失感以上に、毎日の生活が大変で……」とのこと。聞けば、思っていたより、もらえる遺族年金が少なかったというのです。

その奥さんにくわしく話を聞くと、ご主人はサラリーマンで厚生年金に加入していたとのこと。ご主人が生きていた頃は、夫婦合わせて毎月21万円の年金をもらっていました。住宅ローンも終わり、子どもも独立していたため、それなりに余裕がある生活をしていたそうです。

そしてその頃は、もしこの先、ご主人が死んでも、遺族年金として21万円のうちの3／4である16万円弱が毎月支給されると思っていたそうです。

ところが、**いざご主人が亡くなってみると、月々の年金額はそれよりずっと少なかったのです！**

私が概算してみたところ、ご主人が生きていた頃の年金は、

- ご主人（サラリーマン）……国民年金6万5千円＋厚生年金8万円
- 奥さん（専業主婦）……国民年金6万5千円

これで世帯としては、毎月21万円です。

これが、ご主人が亡くなったあとはどうなるか？

まず、遺族年金として、ご主人の「厚生年金」の3／4が奥様に支給されます。

では、ご主人の「国民年金」の部分はどうなるかというと、こちらは18歳以下のお子さんがいる場合は子どもの人数に応じて多少支払われるのですが、このご夫婦のお子さんは成人しているため、もらえません。

つまり、奥様が受け取れる遺族年金は、ご主人の厚生年金8万円の3／4である「6万円」＋ご自分の国民年金「6万5千円」。合計12万5千円。

当初予想していた16万円弱より、3万円以上も少なかったのです！

▽配偶者が亡くなる前から、遺族年金額を計算しておこう

日々の生活では、2人であろうが1人であろうが一定の固定費がかかります。

今まで21万円だった生活費が、いくらご主人が亡くなったとはいえ、いきなり12万5千円になってしまっては、生活は大変です。

いざとなってからあわてないように、やはり配偶者さんが生きているうちから、亡くなった際の世帯の年金がどれくらいになるかをざっと計算して、来るべき日に備えておいたほうがいいでしょう。

第5章 「介護サービス」「介護施設」の利用にまつわる決断

「いつから使えばいいの?」「どこがいいの?」と多くのご家族が悩む介護サービスや介護施設。最適なタイミングで、最適なところを利用することで、介護負担が軽くなります。

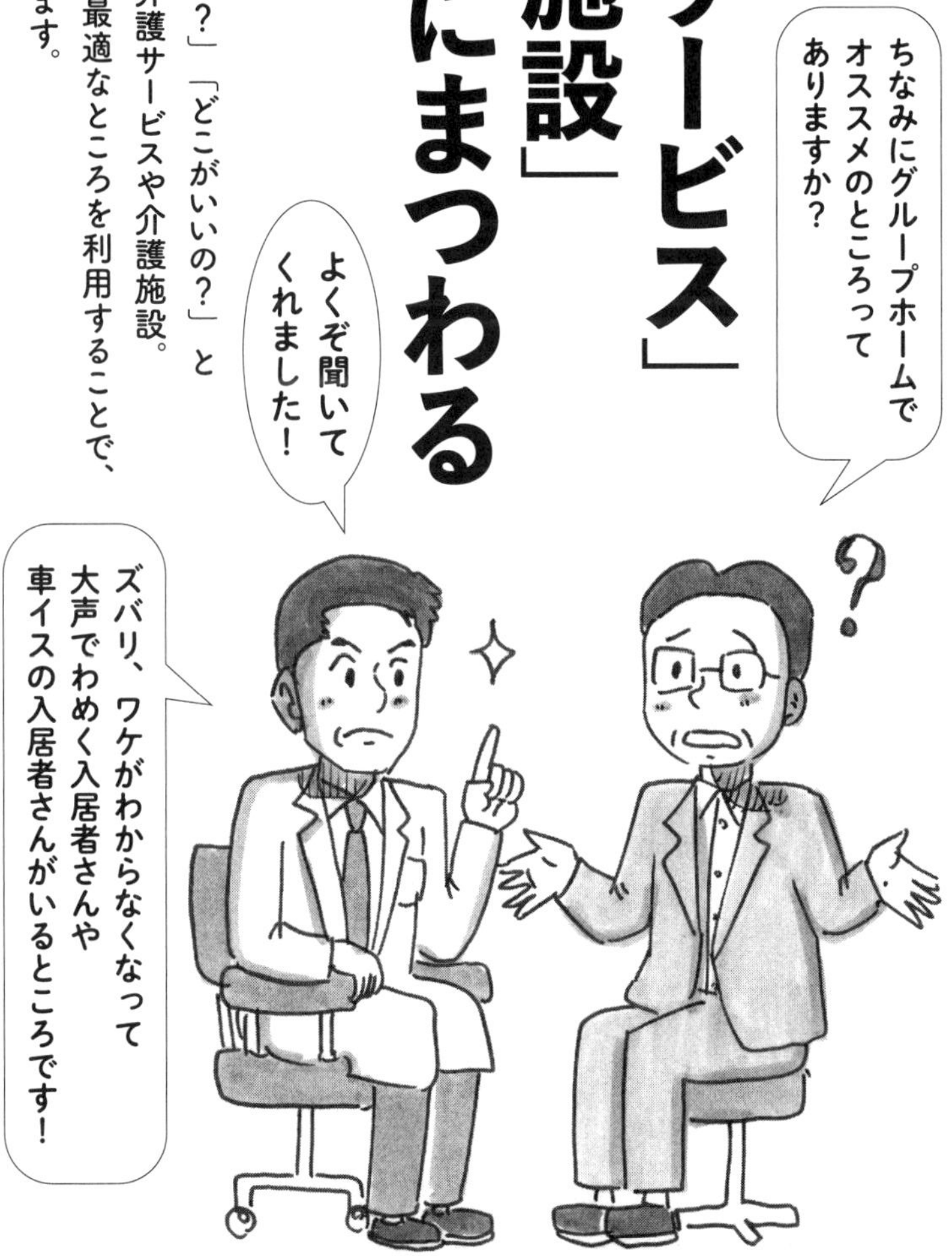
ちなみにグループホームでオススメのところってありますか?
よくぞ聞いてくれました!
ズバリ、ワケがわからなくなって大声でわめく入居者さんや車イスの入居者さんがいるところです!

決断！ 要介護（要支援）認定されたら、デイサービスに行ってもらう！

患者さんを長く家で看るために、デイサービスを利用しよう

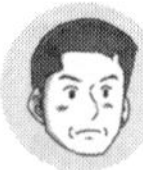

それにしても、感慨深いですねぇ。まさか「デイサービス」という言葉が、世の中にこれほど広く認知される日が来ようとは……。

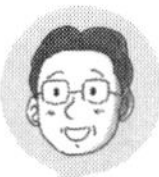

どうしたんですか、いきなり。

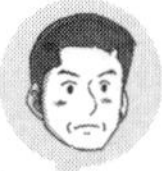

介護保険制度ができる２０００年前後は、デイサービスなんて市町村にひとつしかありませんでした。でも、今やデイサービスはものすごい勢いで増えていて、たとえば、私のクリニックがある土岐市のお隣、多治見市って人口10万人なんですが、そこにはデイが60ヵ所ぐらいあります。……まぁ、団塊の世代の方が減ってきていたり、

人手不足で職員がいなかったりして、どんどん潰れてもいるんですけども。

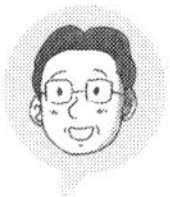

や、闇ですねぇ。
それはそれとして、**デイサービスって、要介護認定を受けた方が日帰りで通えて、いろんなサービスを受けられるところですよね。**栄養バランスのとれた食事を出してもらえたり、介助しながらお風呂に入れてもらえたり、リハビリをやったり、体操したり、クイズやったり、歌ったり、ゲームしたり……。

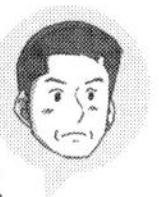

そうです。通う方の社交の場であり、身体機能が低下しないようにするリハビリの場であり、日ごろ患者さんに付きっ切りの家族の負担を減らしてくれるところでもあります。で、**患者さんが要介護認定されたら、ぜひデイサービスに通ってもらってください。**

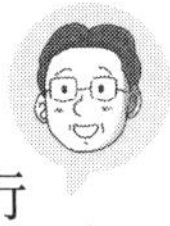

ん？　たとえば、まだ身体がそこそこ動く「要支援」とか、「要介護1」とかでも、行ってもらったほうがいいんですか？

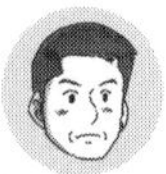

ですね。やっぱり「要支援」「要介護」になったということは、お世話する人が必要になるってことで、常日頃、誰かしらそばについていなきゃいけません。

ついているほうからすると、それってやっぱり大変です。一緒にいる間は、家事や仕事を中断せざるをえなかったり、買い物にもなかなか行けなかったり。その状態がずっと続くとなると、家族全員の生活にどうしたって支障が出ますからね。

デイサービスに行かないと、患者さんの施設入所が早くなる

確かに、行ってもらえれば、家族はラクだと思いますけど……。

でも、患者さんに「デイサービスに行って」って言うのって、ちょっと抵抗がありますよね。なんか、少し邪険にしているような感じもあるし。

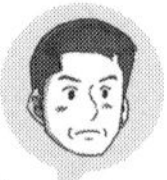

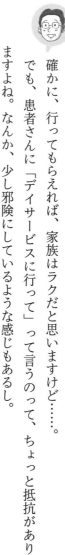

そうおっしゃるご家族が多いんですけど、**ここでデイサービスに行ってもらわないと、患者さんの介護施設への入所が早くなる**んですよ。

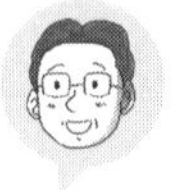

なんですか？

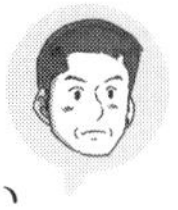

デイサービスに行ってくれないと、介護者さんのストレスがどんどん溜まって、早い段階で「もう無理。これ以上、うちでは看られないから、施設へ」ということになるんです。でも、デイサービスに行ってもらえば、その間、介護者は息抜きできますから、患者さんが家にいられる時間が延びるんですね。

介護する家族がどれだけ息抜きできるか、自由に使える時間を確保できるか。それが、患者さんが長く家にいられるコツです。だからこそ、要介護認定されたら、患者さんにはぜひデイに行ってもらいたいんですね。

一日でも長く自宅にいてもらうために、患者さんにはデイサービスに行ってもらうのだ……と考えましょう。

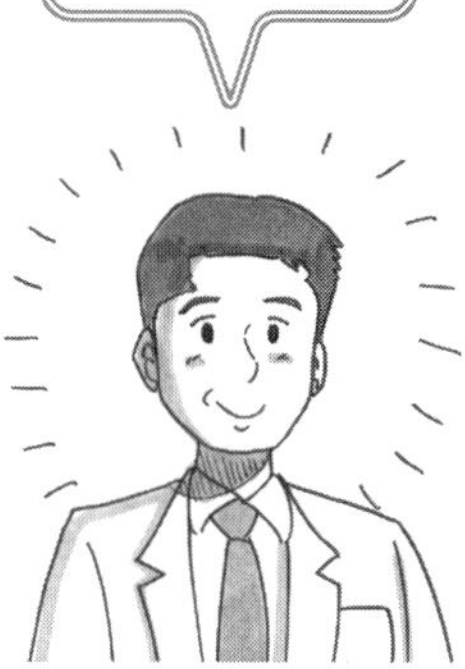

決断！

いざとなったら、デイサービスに行きたくなる必勝フレーズを使う！

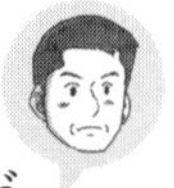

患者さんの状態に合わせて、週3回以上使ってもらうのが理想的

実際、「おばあちゃんにはデイサービスに行ってもらわなくても、まだなんとかうちだけで看られます」と言っていたご家族が、いざデイサービスに行ってもらったら、「先生、四六時中ついていなきゃいけない人がいないだけで、こんなにも家事も仕事もラクにこなせるんですね！　掃除も洗濯もパッとできるし、買い物も時間を気にせず行けるし……。もっと早く通ってもらえばよかった！」と。

それでそのお宅のおばあちゃんは、週1回から始めて、今、週3回通っています。

ちなみに、患者さんが要介護1なら、週2～3回使ってもらうのが理想的。

その後、重症度が進んで、さらに介護が大変になってきたら、週5回、週7回と使う方もいます。それだと、介護者さんはだいぶラクになるんですよね。

デイサービスは楽しくない。しかし、軽度のストレスは脳にいい

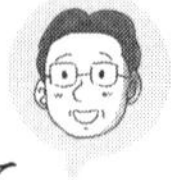

でも、どういう言い方をすれば、患者さんを傷つけずに「デイサービスに行って」って言えますかね？　たとえば、「楽しいよ」とか、「友だちできるよ」とか……。

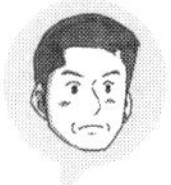

あのねぇ……**デイサービスなんて、楽しいわけないでしょ。**

だって、いい歳をした大人が、折り紙やったり、輪投げやったり、クイズやったりするんですよ。子どもじゃないんだから、そんなの楽しいわけないじゃないですか。

まぁ、おしゃべりが好きな方なら、人と会えますから楽しまれますけども……。

そうじゃない方は、別に楽しくないですよね。

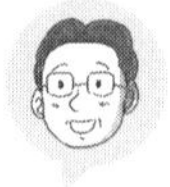

楽しくないなら、「デイサービスに行って」なんて言えないじゃないですか！

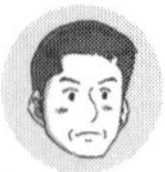

いや、楽しいわけじゃないんだけど、**人間ってちょっとストレスを感じるようなことを週に何回かやるのは、脳にも身体にもいい**んですよ。たとえば、気が進まなくても誰かとしゃべるとか、気が進まなくても運動してみるとか。

みんな現役で仕事をしているときは、「なんでこんなことしなきゃいけないんだ」ということを、付き合いでイヤイヤしていたでしょう？　そういう感じで、ストレスが適度にあって頭と身体が多少疲れるぐらいが、刺激になっていいんですよ。

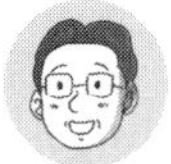

じゃあ、週5くらいは嫌なことをやって、週2くらい休みがあるのが。

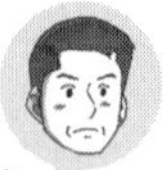

そう、ちょうどいいんじゃないですかね。だから、「行けば楽しいわよ～」なんて子どもを騙すようなマネしないで、「**行ってもつまんないと思うけど、軽度のストレスは脳にも身体にもいいから**」**と本当のことを言えばいい**んです。

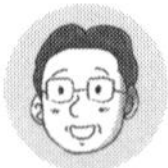

確かに。そのほうが誠意を感じられますね。特に男性の患者さんにはいいかも。

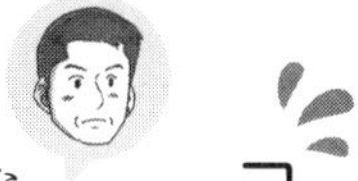

「嫌だ！」と言われても、腹をくくって行ってもらう

とはいえ認知症が進行すると、そういう論理的なことを言っても患者さんはわからなくなるので、「嫌なものは嫌。行かん！」となる方もいらっしゃいます。

それに、デイサービスに通うとなると、それまで自由にしていた高齢者さんは毎朝決まった時間に起きて……ということをしなきゃいけませんから、「めんどくさい」「行きたくない」と言う方もいるんですね。

でも、嫌がろうがなんだろうが、行ってもらわなきゃ施設入所が早くなります。

ですから、患者さんとできるだけ長く一緒に居たいと思うご家族は、腹をくくって「ほら、デイサービスのお迎え来ているから！」としっかり送り出してください！

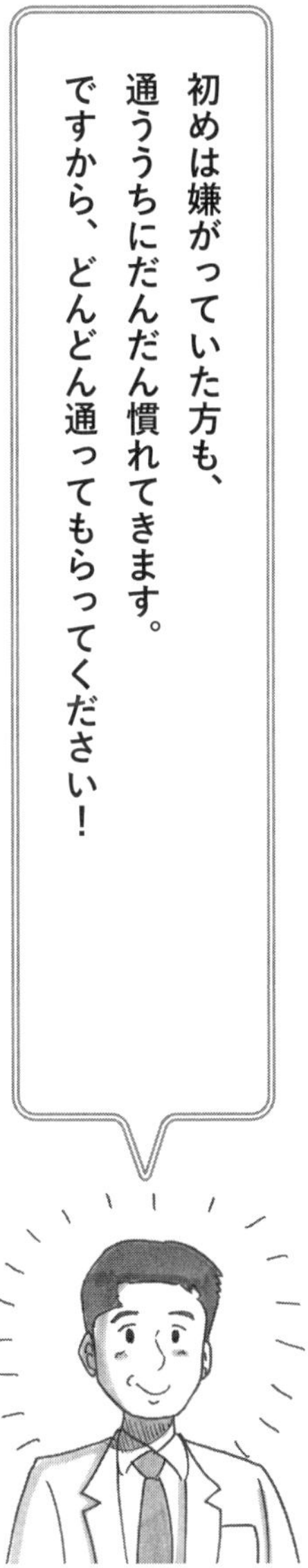
初めは嫌がっていた方も、
通ううちにだんだん慣れてきます。
ですから、どんどん通ってもらってください！

決断！ ご夫婦でデイサービスに通うなら、施設、曜日を同じにしない！

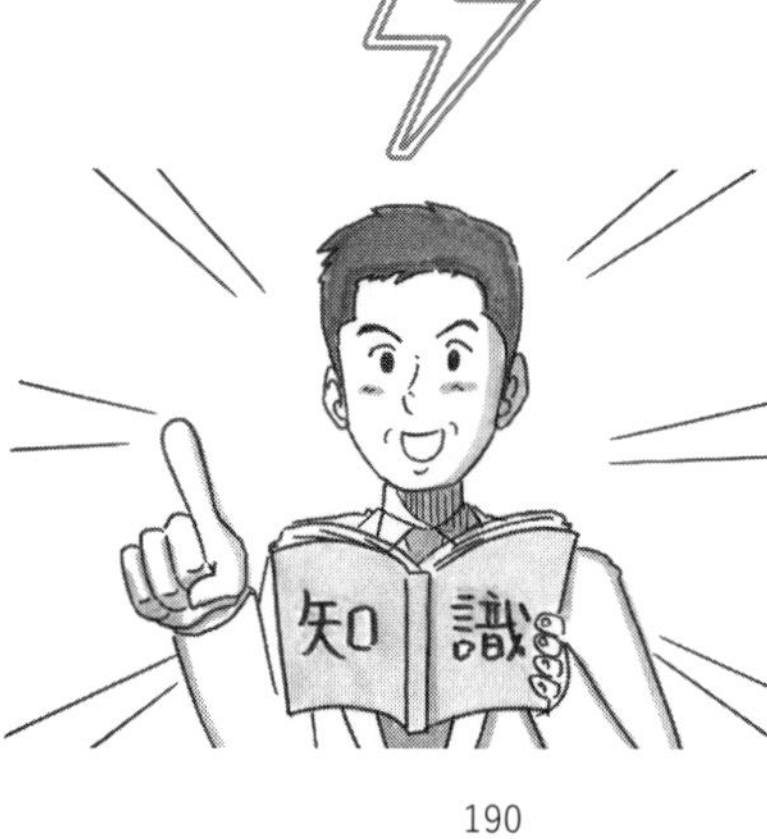

「夫婦一緒」は、本人たちに喜ばれない？

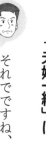

それでですね、親御さんが歳を取ってくると、お父さんもお母さんもともに要介護認定されて、夫婦でデイサービスに通う……ということもあります。

このとき、周りがぜひ意識してほしいのが、「**お父さんと、お母さんを、同じデイサービスに通わせないほうがいいかも**」ということです。

どうしてですか？　夫婦は2人一緒のほうが、安心するんじゃないですか？

いや、そうとも言えんのですよ。

先日、ご夫婦で同じデイサービスを利用しているお宅の奥さんのほうが、こっそり私に教えてくれたんですけども。「先生、やっぱり主人と一緒だと気を遣うから、どうせなら別々のところのほうが気楽でいいんやけど……」と。

まぁ、それはそうですよね。

家でもずっと一緒にいるのに、デイサービスでも一緒ってねぇ。

それなりに仲が良くても、そりゃ息が詰まるでしょう。

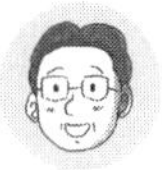

なるほど。言われてみれば、そうかもしれませんね。

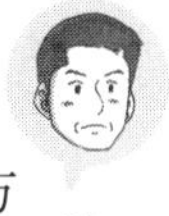

特に女性はおしゃべりが好きな方が多いから、そういう場所に行ったら、気が合う方と楽しくやりたいわけです。でも、人見知りなご主人がその場にいて、つまんなそうな顔でブスッとしているなどすると、やっぱりどうしたって気を遣いますよね。
さらに男性の中には、いつも家でしているみたいに、「お茶くれ」「新聞持ってこい」と奥さんに指図する人もいるわけで……。

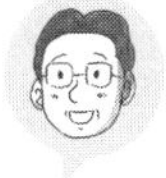

それは奥さん、気が休まりませんねぇ。

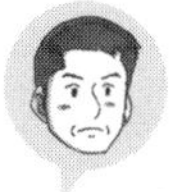

そうなんですよ。
奥さんにとってはうまくすればデイサービスがいい気晴らしの場になるかもしれないのに、ご主人と一緒だと全然ならない、みたいな。
逆に、家では口数の少ないご主人が、奥さん以外の女性の前だとサービス精神旺盛で、ものすごく社交的になったり……ってこともあるわけです。

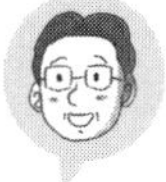

となると、２人を別々にしたほうが、社交的になっていいのかもしれないですね。

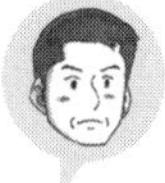

そうそう。コミュニケーションは、脳にすごくいいですしね。
夫婦でデイサービスに……となった場合、特に息子さんあたりが気を遣って、「おやじは、お袋と一緒のところがいいんじゃないか」なんてやりがちなんだけども。
でも、**当のお袋さんに聞くと、「いや、せっかくだから、デイサービスの間ぐらいは別々にいて、息抜きしたいんやけど」ということも多い**わけです。

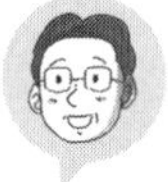

だとすれば、もし夫婦でデイサービスに通うことになったら、お子さんは、お父さ

んとお母さんのそれぞれに、「一緒のところがいい？　それとも、せっかくだから別々にする？」と聞いてみるといいかもしれませんね。

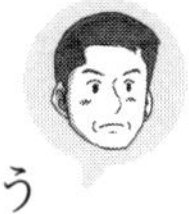

そうそう。それぞれに個別のタイミングで聞いて、どっちかが「別々がいい」と言うなら、ぜひそうしてあげてください。

もし別々のデイサービスを使うのが難しいようなら、「月・水はお父さん」「火・木はお母さん」みたいに、通う曜日を別々にして、２人が一緒にならないようにしてあげるといいと思いますよ。

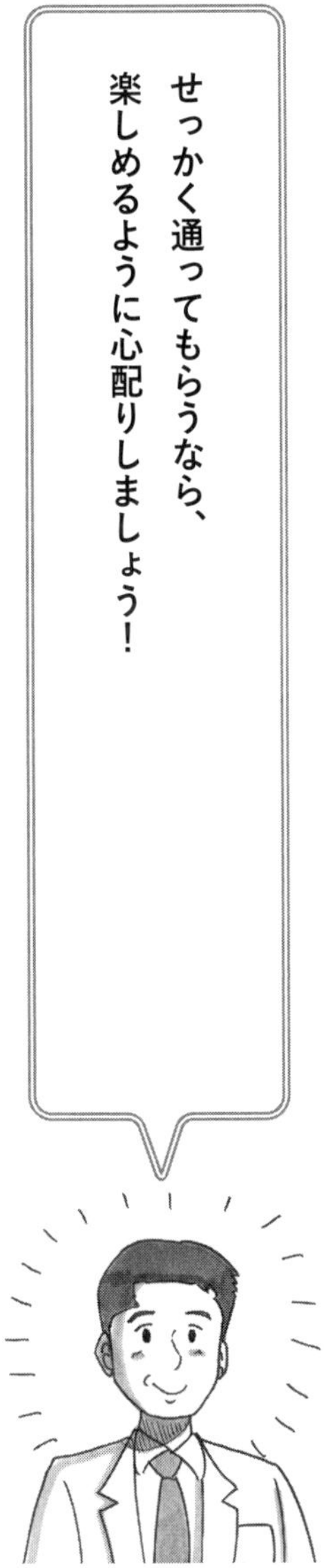
せっかく通ってもらうなら、楽しめるように心配りしましょう！

決断！　1人にしておけなくなったら、ショートステイも利用してもらう！

夜、介護者さんが眠れれば、患者さんは長く自宅にいられます

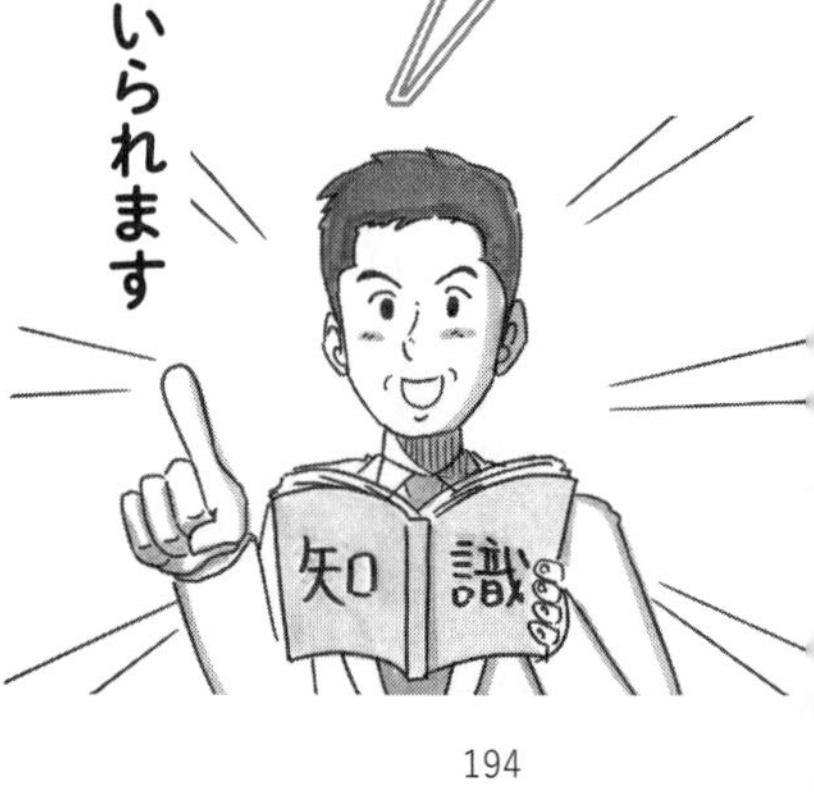

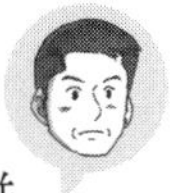

患者さんが要介護認定を受けたら、週に何度かデイサービスに行ってもらうことと併せて、**月に1～2回程度、ショートステイにも行ってもらってください。**

これも、患者さんを長く自宅で看るための大切なコツです！

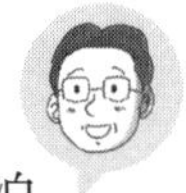

ショートステイって、泊まりでお世話してもらえるところですよね。患者さんは何泊かして、その間、食事や入浴のお世話をしてもらえる。

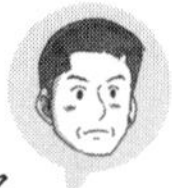

そうです。やっぱり年配の方って眠りが浅くなるので、患者さんくらいの年代になると、夜中に起き出してゴソゴソしていることも多いんですけども。

認知症を患っていると、何をしでかすかわからないところがあって、たとえば、家族が寝ている間に石鹸を食べてしまったり、ヤカンでお湯をわかして火を止めるのを忘れてしまったり。それで、介護者さんによっては「気になって眠れない」という方も多いんですね。

でも、**患者さんにショートステイに行ってもらえば、介護者さんはゆっくり眠れます。介護者さんが睡眠時間を確保できれば、介護ってけっこうなんとかなるんです。**

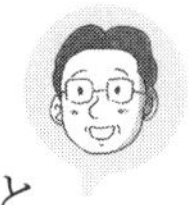

なるほど。だから、定期的に患者さんにショートステイに行ってもらえれば、結果として、患者さんが家にいられる期間が長くなるんですね。

1週間は自宅、1週間はショートステイ

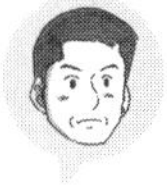

そうなんです。

ですから、患者さんを1人でほうっておくのが不安なくらい認知症が進行したら、まずは月に数日程度から、ショートステイに行ってもらうようにするといいでしょう。

それを続けて、**いよいよお世話が大変になってきたら、1週間は自宅、次の1週間はショートステイ……というように、1週間おきに利用するのもオススメです。**

1週間まとまってお休みできると介護者はすごくラクになりますし、患者さんもたまに施設に泊まるより、ある程度連泊したほうが、慣れて不安にならなくなります。

後ろめたさを感じる必要はありません

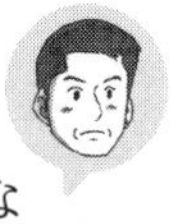

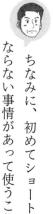

ちなみに、初めてショートステイを使うときというのは、どこのお宅も、のっぴきならない事情があって使うことが多いんですね。

たとえば、介護者さんが突然倒れて、至急、患者さんを預かってもらわなきゃいけなくなったとか。冠婚葬祭で家族みんなで家を空けなきゃいけなくなったとか。

そうやって一度患者さんを預かってもらうと、次からは、心理的な抵抗がなく預かってもらえるようになります。

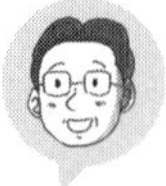

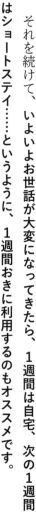

慣れるんですね。

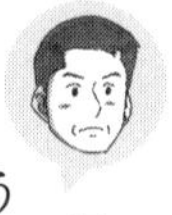

慣れるんでしょうねぇ。でも、そうしたきっかけがなくても、その前から使えるようになっておくといいですね。

やっぱり、長く一緒に自宅にいるために、ショートステイに行ってもらうわけですから。なので「ショートステイに行って」と言うことに、後ろめたさを感じる必要はないんです。

ショートステイの利用を特別なことだと考えず、介護負担を軽くするために、気軽に利用しましょう。

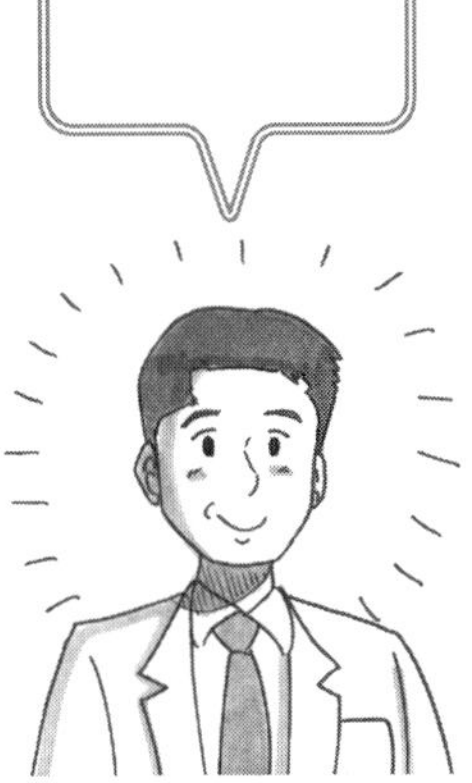

決断！

ショートステイに行く日を、前もって患者さんに言わない！

当日まで延々と「行くのはいつ？」と聞かれます！

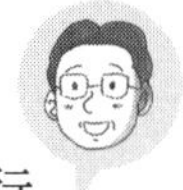

とはいえ、やっぱり患者さんにどんなふうに「明日からしばらくショートステイに行ってね」と言えばいいか、悩みますよね。

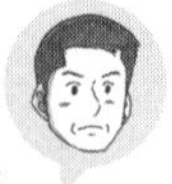

いや、それね、言わなくていいんですよ。言っちゃうと、遠足を翌日に控えた子どもと一緒で、興奮して寝られなくなっちゃう患者さんもいます。だから、**当日に「今日から、ショートステイに行ってね」でいいんです。**

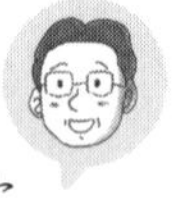

え、当日ですか⁉　それはちょっと……。やっぱりショートステイに行ってもらいたい理由を事前に説明して、本人に了解を取るべきなんじゃ？

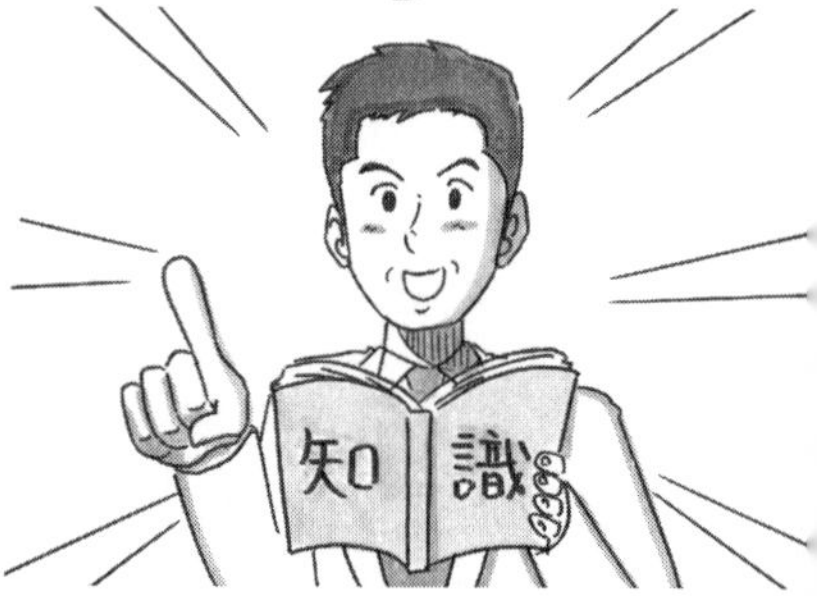

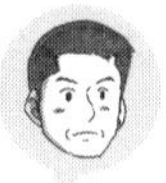

いやいやいや、言っちゃうと、場合によっては大変なことになるんです！
たとえば、**もの忘れが始まった患者さんに「来週、ショートステイに行ってね」なんて言おうものなら、「で、行くのいつやっけ？」「今日やっけ？」「明日？」「明後日？」と、当日まで何十回も聞かれることになります。**患者さんは行くこと自体はなんか気になるから忘れないけど、いつ行くかを忘れて、繰り返し聞いちゃうんですね。
いっそ全部忘れてくれれば、介護するほうはラクなんですけども。

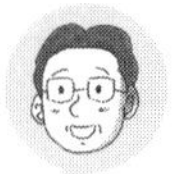

それは……聞かれるほうはしんどそうですね。
そうかぁ、本人に事前に説明して納得してもらったほうがいいと思ったんですが。

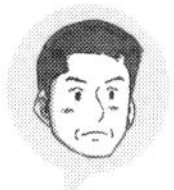

その点を気にする方、多いんですけどね。
実は介護保険を使う際の大原則として、「患者さんご本人の意思を尊重する」ということがあるので、ケアマネさんなんかも「まずは患者さんの意見を聞いて……」ということを、よく言うんだけれども。

でも、たとえばアルツハイマー型認知症の場合、まず脳の理性を司るところの機能から低下するので、わりと早いうちに、論理的な話が理解できなくなります。なので、「こういう理由で、ショートステイに行ってほしい」と説明しても、患者さんは理解できないことが多いんです。

理解できないから、なんか嫌だと感じたら、「嫌なものは、嫌」となってしまう。

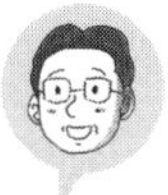

つまり、「説明すれば、わかってくれるだろう」と期待するほうが間違い？

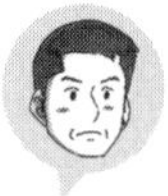

そういうことになります。

さらに、認知症が進行すると、時間や曜日の感覚もズレてきますから、「行くのは金曜日だよ」と言っても、「金曜日って何日後？」「そもそも今日は何曜日？」となりますし、それを聞いたところでまた忘れてしまいますし。

要するに、**どんなに説明してもわかってもらえない可能性が高いし、わかってもらえたとしてもすぐに忘れるし、何度も何度も同じことを聞かれるし……。事前に言っても、いいこと、ひとつもない**んですよ。

おそらく患者さんって、私たちが想像するよりも、ボーッと霞がかかったような、あいまいな世界で暮らしているんだと思うんです。

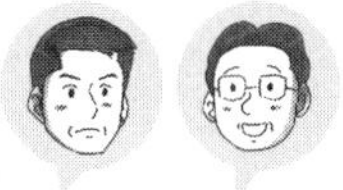

わかりました。言いません。

そもそも、行ってほしい理由を説明して理解してくれる方や、言ったら覚えていてくれる方なら、ショートステイを使わないで家に居ても大丈夫なんです。そういう方は、1人にしておいてもさほど心配はないわけですから。

それが無理だから、ショートステイに行ってもらう必要があるわけで。ですから、当日の朝に「今日から、ショートステイだよ」で大丈夫ですからね。

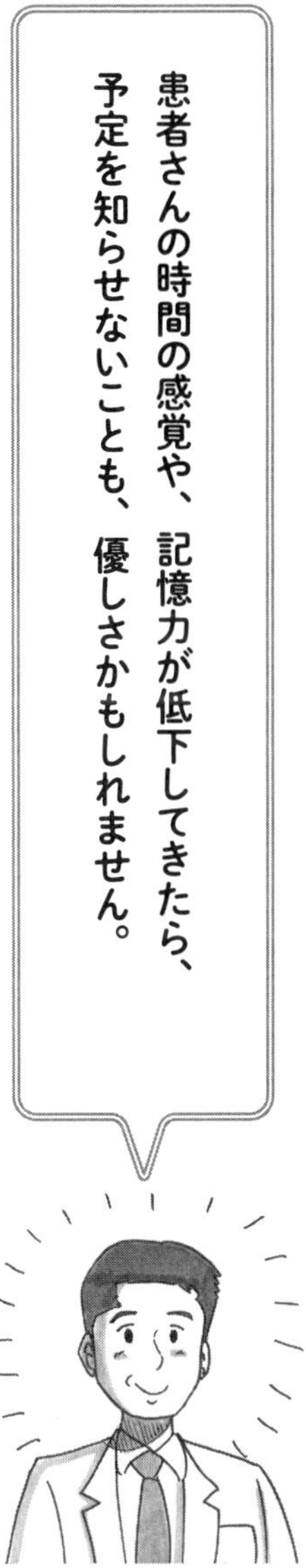
患者さんの時間の感覚や、記憶力が低下してきたら、予定を知らせないことも、優しさかもしれません。

決断！ショートステイを使うときは、できれば「単独型」を使う！

「併設型」を使うと、認知症が悪化して帰ってくることも

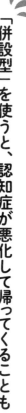

ところで、先日、うちの外来にいらした患者さんご家族が教えてくれたんですけども。「先生、うちのおじいちゃん、1週間ショートステイに行っていたんですけど、帰ってきたらものすごく反応がニブくなっていて、話しかけても全然言葉が出てこないんです。でも、しばらくうちで過ごしていたら、元に戻ったんですけど……」と。
実はこの方がおっしゃるように、**ショートステイから戻ってきたら、患者さんの認知症が進んでいたとか、動作がさらに悪くなった……ということが、実際にあります。**

え、なんでショートステイで、そんなことが起こるんですか？

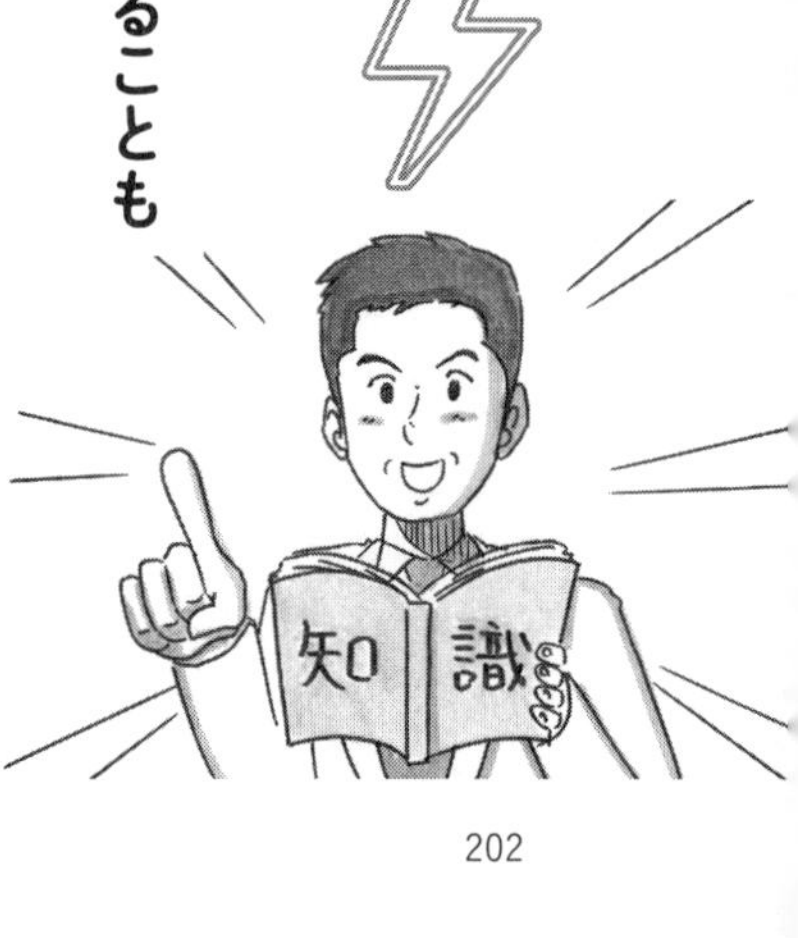

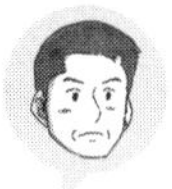

要は、**患者さんがショートステイでほったらかしにされてしまう**んですね。ちなみに、ショートステイは大別すると、「単独型」と「併設型」の2種類があるんですけれども、**そういうことが起きがちなのが「併設型」**のほうです。

どういうことですか？

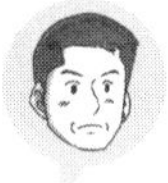

まず、「単独型」ですが、こちらはショートステイのみをやっているところ。

一方の「併設型」は、「特養（特別養護老人ホーム）」及び「老健（老人保健施設）」に併設されているショートステイのことです。

併設されているということは、メインはもちろん特養や老健のほうであって、ショートステイはこの施設にとってはいわばオマケです。

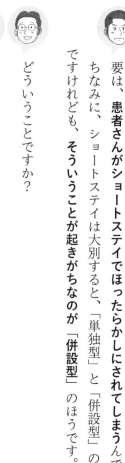

ということは、ショートステイに入っている方は、後回しにされる？

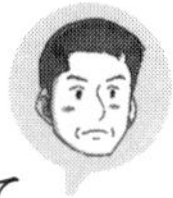

そうなることも多くて、ショートステイの方は部屋に入れっぱなしで、ずうっと放っておかれるような形になりがちなんです。もちろん食事や入浴のお世話はしてもらえますけど、昼間、散歩に連れていってもらったり、レクリエーションをしてもらったりが、ない場合も多いんです。

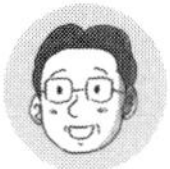

あ～、それで一日中ジーッと、ボーッとしていることになりがちだから……。

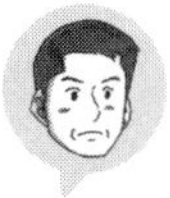

認知症も進んで、身体の動きも悪くなってしまうんですね。

対して「単独型」は、ショートステイがメインだから、昼間もしっかり患者さんは面倒を看てもらえます。規模も20床くらいのところが多いので、スタッフの目も比較的、行き届きやすいですし。

だから、大事なおじいちゃん、おばあちゃんをお願いするのであれば、できれば「単独型」のショートステイを選んだほうがいいわけです。

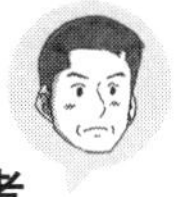

オススメの「単独型」をケアマネさんに教えてもらおう

ただ、「単独型」であればどこでもいいかというと、そういうわけではなくて、**「患者さんの機能を低下させないために、昼間は必ず部屋から出てきてもらって、何か活動をしてもらう」という方針でやっているところがいい**わけです。

そういうショートステイを探すには、やっぱりケアマネさんや介護経験者に評判のいいところを教えてもらうのがいちばん！　そういう方に、ぜひオススメの「単独型」を教えてもらってください！

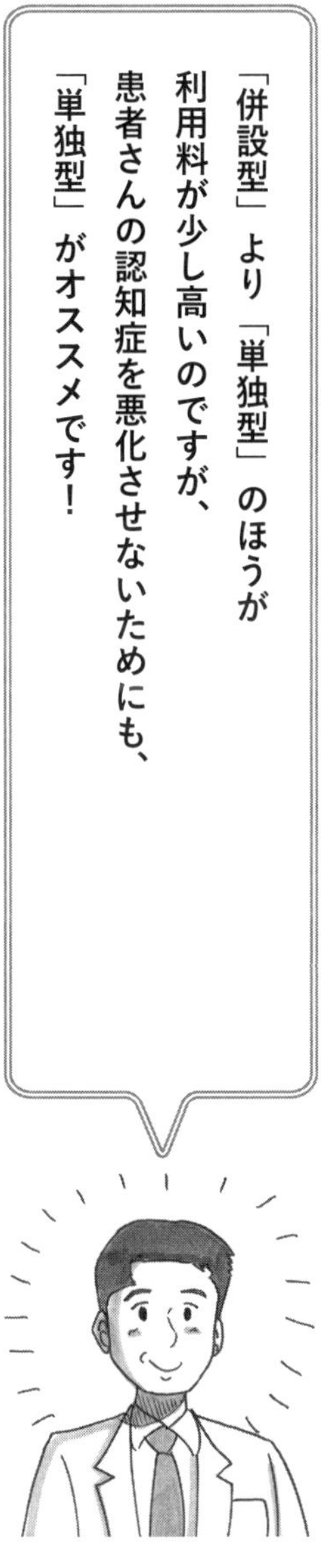
「併設型」より「単独型」のほうが
利用料が少し高いのですが、
患者さんの認知症を悪化させないためにも、
「単独型」がオススメです！

決断！ 患者さんにこの症状が出たら、介護施設への入所を考える！

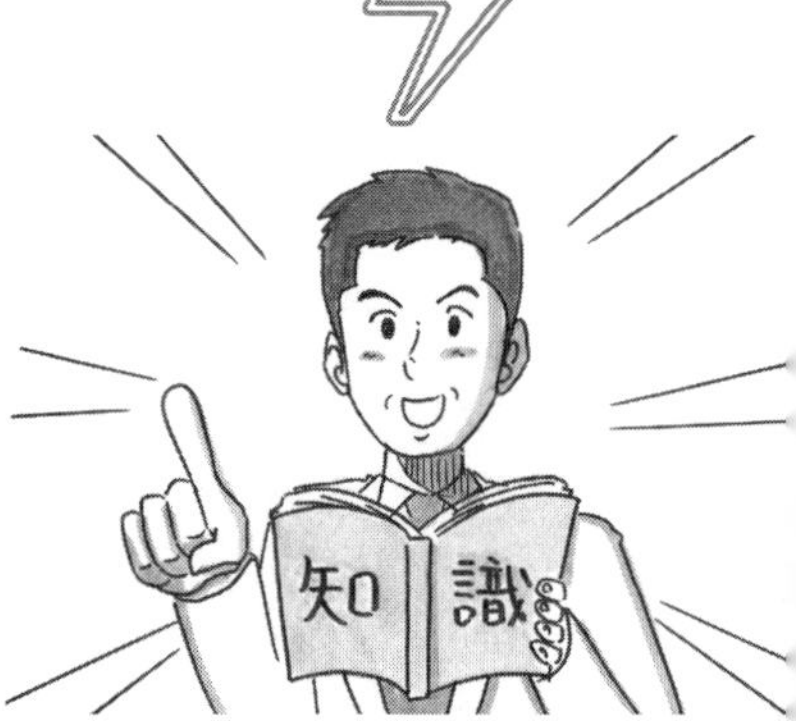

みんな知りたがる「施設への入所時期」

私はユーチューブで、認知症関連の情報をお伝えするチャンネルをやっているんですけども。その中で、いちばん再生回数が多くて、１４０万再生されているのが、「**この症状が出たら自宅介護は『禁』！**」というものです。

やっぱりいつまで家で看ていていいものなのか、皆さん、気になるんですね。

だと思います。

ちなみに、医師に言われなくても、ご家族が「もう無理」となるのが、患者さんにトイレの失敗が出てきたときです。たとえば、「うんちが汚い」という概念がなくなって垂れ流しで歩いてしまうとか、汚れたおむつを脱ぎ散らかしてしまうとか。

これ以外にも、次の3つの症状が出てきたら、私はご家族に「もう家で看るのは、やめたほうがいいんじゃないですか」とお伝えしているんですけれども……。

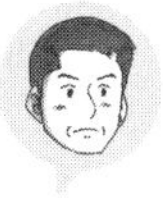

施設入所を考える、3つのタイミングとは？

まず、**ひとつめは、患者さんに夜間の「徘徊」が出てきたときです。**

これ、まだ昼間であれば、デイサービスに行ってもらったり、家にいる介護者が気にしていればなんとかなりますが、真夜中に徘徊するようになると、介護者は眠れなくなって、体調を崩すことにも繋がります。ですから、「まだ看られます」というお宅でも、**患者さんに夜中の徘徊が出た場合、私はドクターストップをかけます。**

やっぱり介護者さんだって寝ないといけませんから、夜中の徘徊を毎回、完全に止めるのは、どうやったって難しいわけです。だけど、止められない場合、真夜中にご近所のインターホンを何度も鳴らしてしまうことも。

あるいは、道に出ていって車に轢かれたり、山に迷い込んだり、川に落ちたりして、遺体で発見されることもあります。その前に、大勢で捜索することになって、多くの方にご迷惑をかける場合もあるわけです。

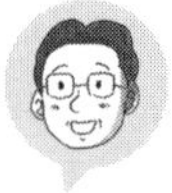

確かに、そうなると自宅介護の継続を考え直したほうがいいですね。

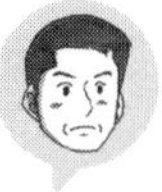

そうなんですよ。

で、2つめが、**患者さんが火を使うのをやめてくれないとき。**

患者さんを見ていると、ＩＨコンロや電気ポットではなく、ガス台で火を使うことに妙にこだわる方がいます。それで、家族がいないときにガスでお湯をわかそうとして、火を消すのを忘れてボヤを出す。私の患者さんでは、実際に4人が火事を起こして、そのうちのお一方の家は全焼です。

だから、もの忘れが出ているのに、「やめて」と頼んでも火を使うのをやめてくれないなら、やっぱり介護施設への入所を考えたほうがいいんですね。

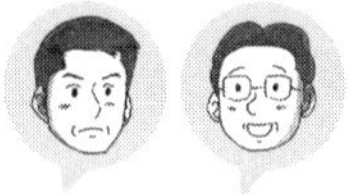

自宅が全焼……火ってホントに怖いです。最後の3つめは？

意外かもしれませんが、**患者さんが長時間の入浴をやめてくれないとき**です。

とにかく毎日お風呂に入ることにこだわって、しかも、それが長時間。そうなると、どんなに家族が気をつけていても、ちょっと目を離したすきにお風呂で倒れて……ということが多いんです。

事実、2019年の厚生労働省の調査では、年間5千6百人以上が入浴中に亡くなっています。これは同年の交通事故の死者数（約4千3百人）よりも多い数です。

ですから、どれだけ家族が「やめて」と言っても長時間の入浴をやめてもらえないときは、やっぱり入所を考えたほうがいいんですね。

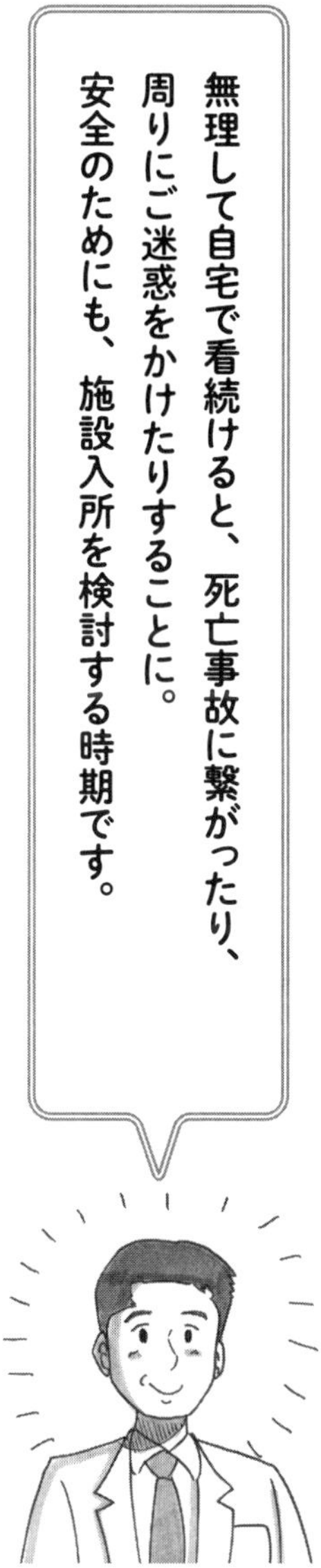
無理して自宅で看続けると、死亡事故に繋がったり、周りにご迷惑をかけたりすることに。安全のためにも、施設入所を検討する時期です。

Column

家族がお風呂で倒れていたら、真っ先にすべきこととは？

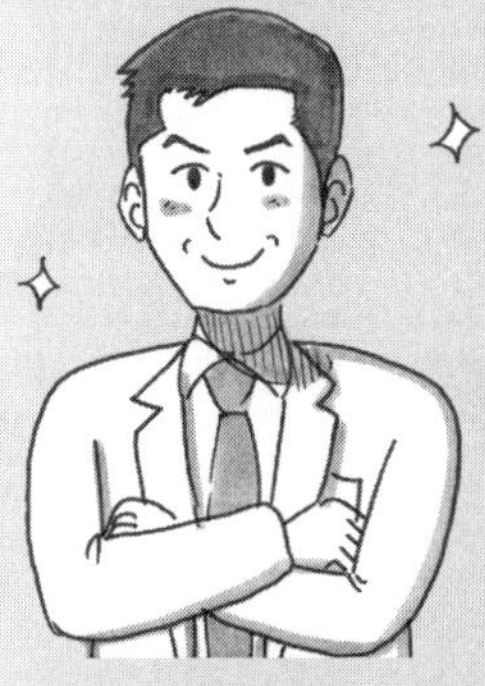

▽入浴中に失神しやすい高齢者がいる家族に、知っておいてほしいこと

２０２４年12月、有名な女性タレントさんが入浴中に亡くなったことが、世間では大きな話題となりました。

入浴中の死亡原因となりえることって、実はけっこう多いんです。

夏場なら浴室熱中症になりやすいし、冬場ならいわゆるヒートショックが起こりやすい。

ヒートショックとは、入浴による急激な体温変化が原因で、気を失ったり、心筋梗塞や脳卒中などを起こしやすくなったりする現象のことです。

Column

家族がお風呂で倒れていたら、真っ先にすべきこととは？

特に体温調節機能が低下している高齢者は、熱中症やヒートショックを起こしやすく、お湯を張ったあたたかな浴槽の中でフーッと意識を失ってしまうことも少なくありません。

万が一、湯船でぐったりしている家族を見つけたときは、どうしたらいいのでしょう？

真っ先にやってほしいのが、**浴槽の栓を抜いて、お湯を排出すること。**

その上で、倒れている方がうつ伏せになっているなら仰向けにしたり、お風呂のフタの上に上半身を載せたりして、鼻や口が再び水に浸からないようにします。

それからすぐに救急車を呼んでください。

びっくりして、先に救急車を呼んでしまう方もいるかと思いますが、患者さんの呼吸を妨げないようにするのが最優先。ぜひ覚えておいてください！

決断！介護施設に預けることを、実の子が提案する！

「もう無理」が言えないお嫁さん

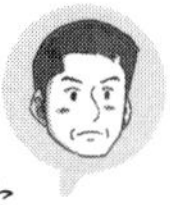

患者さんにトイレの失敗が出てきたり、前に挙げた3つの状態が見られるようになったりしたら、家族の誰かが「もううちで看るのは無理。施設に預けることを考えよう」と言い出す必要があります。

で、**言い出すべきなのは誰かというと、当然ですが実のお子さん**です。

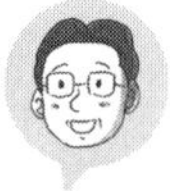

それはそうでしょうね。

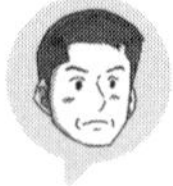

そうなんです。

で、なんで私がわざわざ、そんな当たり前のことを言うかというと、施設への預け

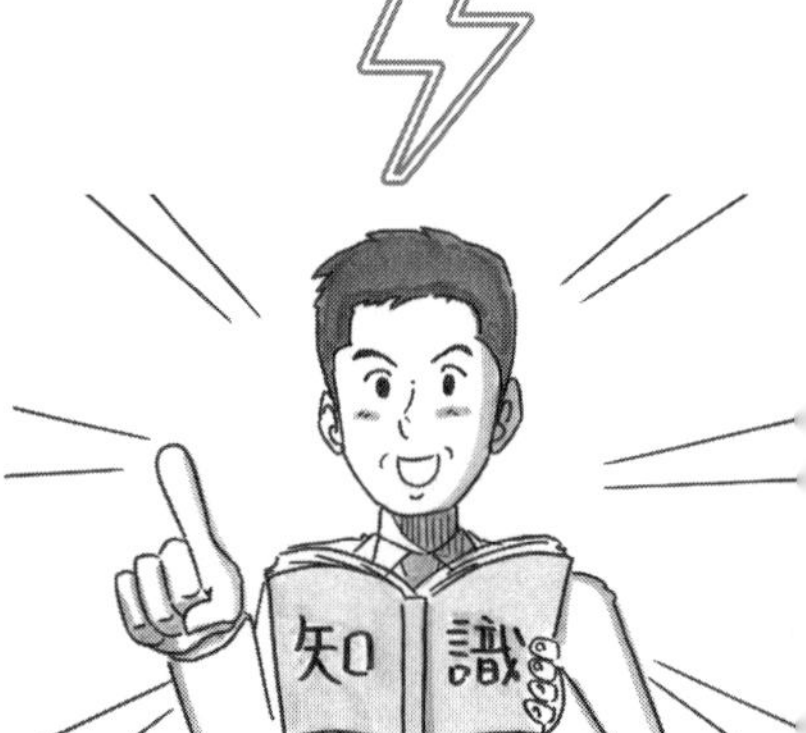

入れに関して決定権のないお嫁さんが介護していることが多いからなんですね。

で、介護家族の中にはズルい人がいてですね……。

たとえば、A家では、おばあちゃんの面倒をいちばん看ている主介護者さんが、お嫁さんだったとします。

で、このお嫁さんに向かって、そのご主人だったり、ご主人のきょうだいだったりが、こんなふうに言うわけです。「おばあちゃんの面倒を看るの、もうこれ以上無理だと思ったら、遠慮せずにいつでも言ってね。そしたら、おばあちゃんには施設に入ってもらうから」と。

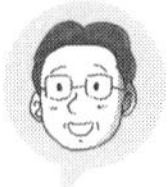

優しいじゃないですか。無理なら「無理」って言っていいんでしょ？

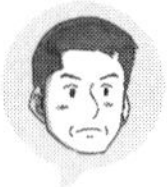

はぁ？　何バカなこと言っているんですか。

他家から嫁いできたお嫁さんが**「もうあなたたちの親の介護は無理」**なんて、そんなこと気軽に言えるわけないでしょ！

それをわかっているくせに、「無理ならいつでも言って」なんて、口先だけで優しいことを言う人たちを見ていると……まぁ、**腹立つんで、外来では火だるまにしてやります**けどね！

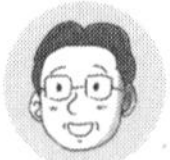
火だるまに！　こ、怖いなぁ〜。

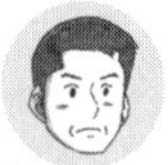
だって、**患者さんの実の息子や娘が「お嫁さんはもう限界だから、うちの親には入所してもらおう」と決めないと、誰も決断できない**じゃない。そういう判断を他家から嫁いできた人に求めるのって、お門違いも甚だしいですよ。

そもそも、「介護がつらかったら、遠慮せずに言ってね」なんて口先だけで優しいことを言う人って、**たいてい、診察についてもこない**んですよね。

もし数ヵ月にいっぺんでも病院に付き添って医師の話を聞いたり、その際の移動だったり待ち時間だったりを何度か経験していれば、「あなたが無理だと思ったら言ってね」なんて、他人任せなセリフは言えないはずなんだから。

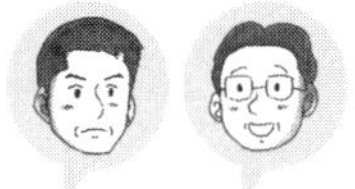

経験していないから、「あなたが無理なら」なんてことが言えるのか……。

そうですよ。

だから、患者さんに徘徊の症状が出てきたり、そうじゃなくても、お嫁さんを見ていて介護がしんどそうだったら、患者さんの実の子が「そろそろ大変だから、施設にお願いしよう」と言い出さなきゃいけないんです。

他家からやってきて頑張ってくれている人を、守る。

それこそ優れた判断力であり、包容力であり、人間力ってもんですよ。

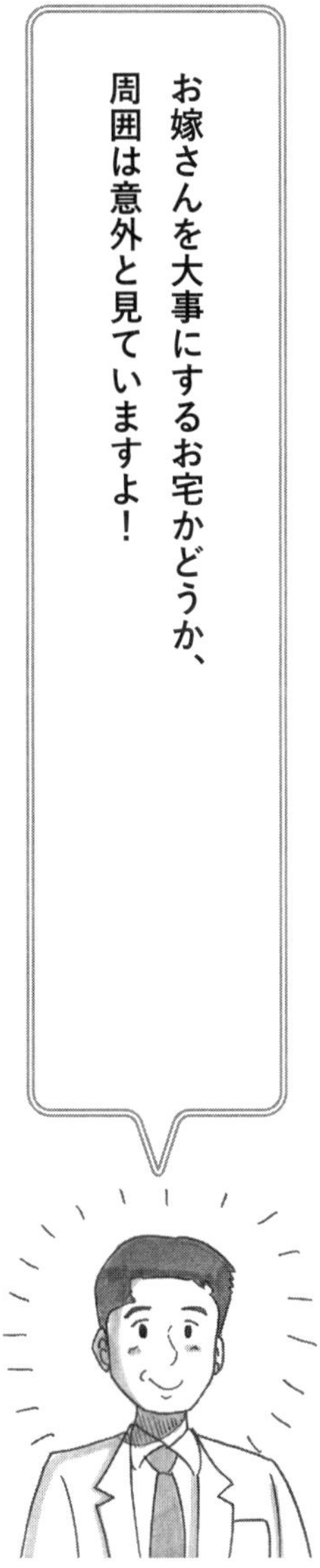
お嫁さんを大事にするお宅かどうか、周囲は意外と見ていますよ！

Column

身体のケアは介護スタッフに任せて、家族は患者さんの心をケアしよう

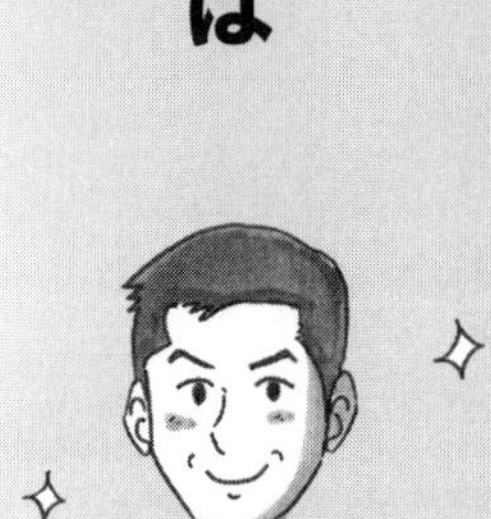

▽施設入所を迷うご家族に、知っておいてほしいこと

自宅で患者さんをお世話するのは、そろそろ限界。

でも、おじいちゃん・おばあちゃんを介護施設に預けるとなると、やっぱり多くの方が迷います。見捨てるような気がして、心苦しいんでしょうね。その気持ち、とってもよくわかります。

ただ、多くのご家族が勘違いしていますが、**患者さんを介護施設にお願いしても、ご家族は思ったよりラクになりません。**

日々のお世話は施設のスタッフがしてくれますが、患者さんが病気になったりケガ

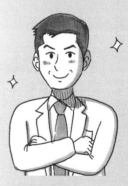

をしたりした場合は家族が病院に連れていかなければいけませんし、季節ごとの着替えを施設に届ける必要もあります。また、施設によっては患者さんが使用するおむつをこまめに届けていただく必要もあるでしょう。さらに、患者さんを定期的に理容室や美容室に連れ出してもらったり、遊びに連れ出していただいたりする必要だってあります。

要は、**なんだかんだでご家族は、しょっちゅう施設に顔を出す必要があるわけで、介護の手間は半分程度に減るだけなんです。**

そう、おじいちゃん・おばあちゃんを施設に預かってもらっても、まだまだ家族がお世話できるチャンスはいくらでもあります。

そう言われて、あなたは今、ちょっとホッとしませんでしたか?

それって、患者さんともっと関わりたいという気持ちがあるし、生きているうちにもっと優しくしたいという気持ちがある、ってことだと思います。

その気持ち、ぜひ大切にしてほしいと思います。

気持ちを伝えたり、優しくしたりできるのは、お互いに生きている間だけです。

自分も相手も生きている間に、ぜひ行動してほしいと思います。

▽患者さんの「心」を満たせる家族が、施設入所後にすべきこと

――という言い方をすると、「やっぱり、もうちょっと頑張って自宅で看よう」と考える方もいるかもしれませんが、私が言いたいのはそういうことではないんです。

患者さんに徘徊などの症状が出てきたり、そもそも介護の人手が足りずに家で看るのが難しい場合は、迷わず施設の力を頼ってください。**施設では、スタッフが一生懸命、患者さんの「身体」をケアしてくれる**はずです。

一方で、**患者さんの「心」のケアはどうなるのかというと、誰よりもこの部分を満たせるのって、やっぱり家族なんですね。**

介護スタッフの笑顔や優しい声かけも、もちろん患者さんをあたためてくれるでしょう。でも、患者さん自身が大切に想っている家族の存在には勝てません。

Column

身体のケアは介護スタッフに任せて、家族は患者さんの心をケアしよう

あなたにお子さんがいらっしゃるなら、離れて暮らす子どもたちがときどき会いに来てくれるだけでどんなにうれしいか、わかりますよね。

家族の顔を見る、声を聞く、その手に触れる、触れられる。一緒においしいものを食べたり、お茶を飲んだり。ボケてしまった患者さんとは会話がちっともかみ合わないかもしれませんが、一緒にいて、お互いの息遣いを感じるだけで、共に満たされるものがきっとあると思います。会いに来てくれるのが配偶者さんなら言わずもがなですし、きょうだいやお孫さんだってもちろん例外ではありません。

ですから、おじいちゃん・おばあちゃんが施設に入所したら、できる限り、会いに行ってあげてください。

認知症が進行してくると、患者さんはあなたのことを認識できなくなるかもしれませんし、やがては話しかけてもほとんど反応しなくなるでしょう。

それでも、やっぱり会いに行ってあげてください。

患者さんへの気持ちや優しさを伝えられる、これが最後の期間です。

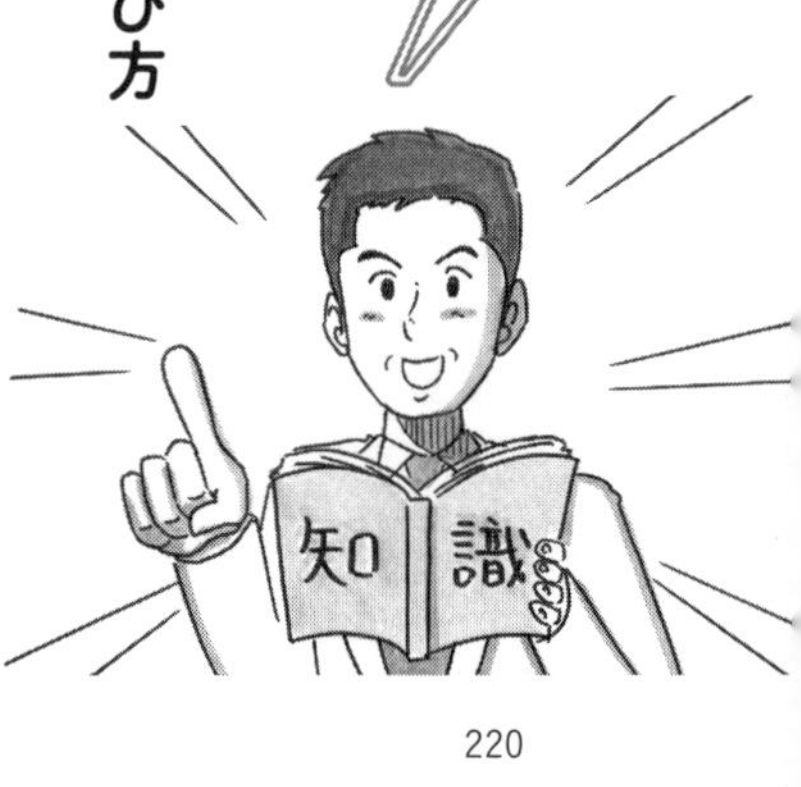

決断！ 介護施設は、2段階に分けて選択する！

意外と知らない、認知症患者さんのための施設の選び方

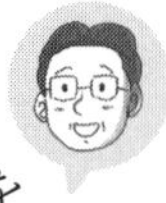

患者さんを自宅で看るのが難しくなってきた場合、ご家族は介護施設に預けることを考えるわけですが……。これ、難しいですよね！　だって、施設っていろいろあるじゃないですか。どうやって選べばいいですか？

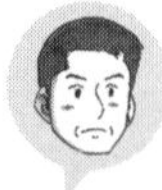

簡単です。
患者さんに認知症があって、介護度が要介護1～2なら「グループホーム」。要介護3以上になったら、「特養」か「老健」を選んでください。

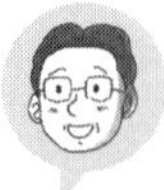

あれ？　それだけですか？　だって、他にも介護施設ってありますよね。えーっと

……「住宅型有料老人ホーム」とか「サービス付き高齢者向け住宅（サ高住）」とか。

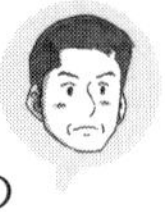

そっちは基本的に認知症がなくて、身体介護もほとんど要らない高齢者さんのための施設なんです。ざっくりいうと、マンションに管理人がついているような感じというか……。で、その管理人さんは、安否確認や、生活の困りごとの相談には乗ってくれますが、介護はしてくれないんですね。

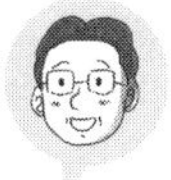

え、介護してくれないんですか？

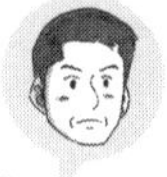

そうなんですよ。施設で契約しているお医者さんがいたり、介護ヘルパーさんがいたりはするんですが、彼らに面倒を看てもらうには、別途お金が必要ですし。オマケに、単なるマンションですから、夜間は常駐スタッフが少なかったりします。私が知っているサ高住は、70人の入居者に対して、夜間はスタッフ1人でした。

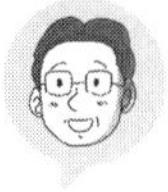

70人に1人って……。

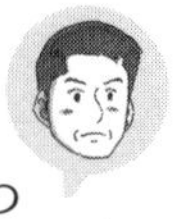

だって、マンションなんで、いなきゃいけないっていう決まりはありませんからね。
つまり、**住宅型有料やサ高住は、自分で自分のことができる方が入る場所**なんです。
でも、この本を読んでいる方は、ご家族が認知症になって、患者さんは自分のことが自分でできなくなってしまった。だからお世話をしてくれる人にお願いしたくて、施設入所を考えているわけですよね。

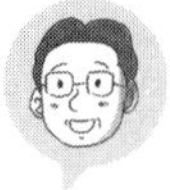

だとすると、もう、住宅型有料やサ高住を選択肢に入れる必要はないわけか。

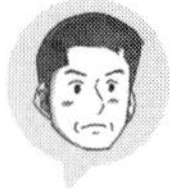

そうです。

で、身体介護度が軽くてそこそこ自分で動けるうちは、グループホーム。

重症化して身体介護がもっと必要になったら、老健か特養という。

覚えておくのは、これだけでいいんです。

ちなみに、老健はリハビリをして自宅に帰ることを目指す場所で、こちらは「要介護1」から申し込みができます。

そして、特養はほとんど寝たきりで回復する見込みがない方が入るところ。こちらは、「要介護3」から申し込みができます。なので、要介護3以上で、認知症もかなり進行しているのであれば、特養に入ることを考えるといいでしょう。

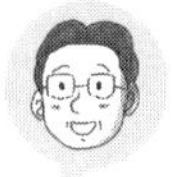

なるほど、軽いうち、重くなったら……と2段階で選ぶのがポイントですね。

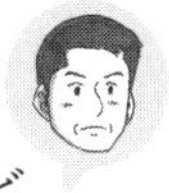

みなさん、1ヵ所で済まそうとしがちなんですけど、ずっとグループホームだと、どうしてもお金が高くなりますし、看取りをやってくれない施設もあるんです。でも、老健や特養なら月々の費用が安くなりますし、看取りもやってくれます。そうしたこともあって、施設は2段階に分けて選ぶのが正解なんですね。

一度で「終《つい》の棲家」を探そうとしないことが、施設選びのポイントです!

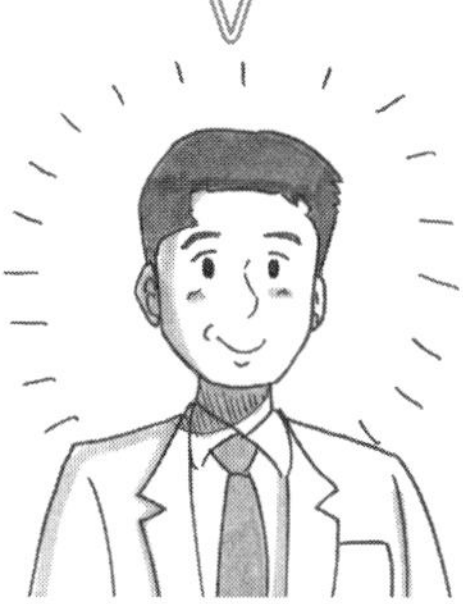

決断！グループホームを選ぶときは、大声を出す人がいる施設を選ぶ！

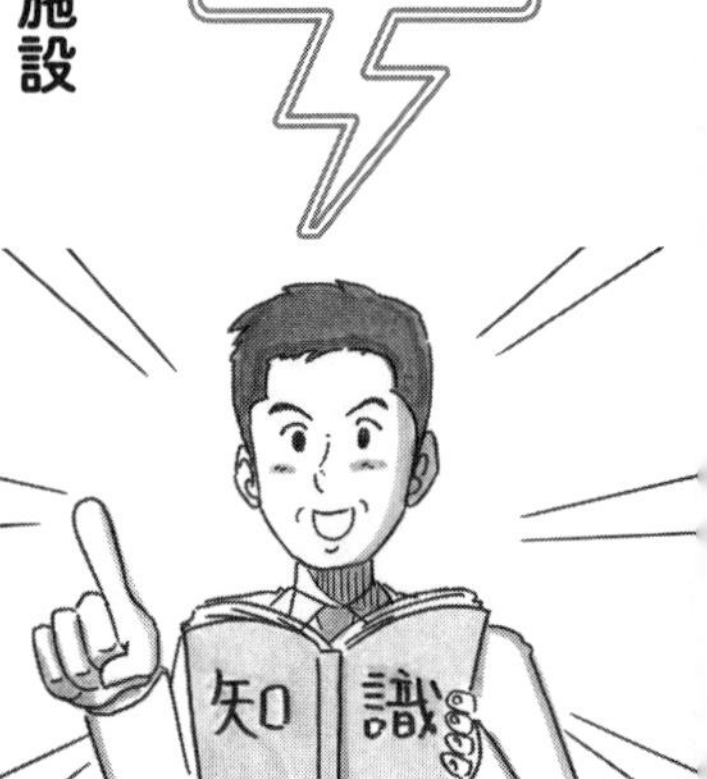

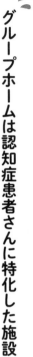

グループホームは認知症患者さんに特化した施設

認知症患者さんがそこそこ自分で動けるうちは、グループホームがオススメとのことですが、それってどうしてなんですか？

オススメの理由はいくつかあるんですけれど、ポイントは、**グループホームが認知症の患者さんに特化した施設**だということです。

実は、グループホームの正式名称は「**認知症対応型共同生活介護**」といいます。名前の通り、「認知症の方たちが共同で生活できるように対応している介護施設」ってことですね。なので、医師に認知症と診断された方だけが入れます。

で、スタッフも認知症の方の対応に慣れているし、昼も夜も必ずスタッフがいます。

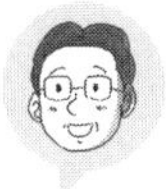

へぇ〜、それは安心ですねぇ。

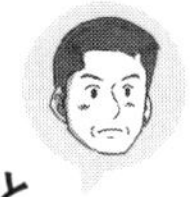

それで、**入居者さんたちなんですが、自分でできることは自分でやりながら生活する、というのが原則**です。

ごはんの用意は基本的にスタッフがしてくれますが、たとえば、お皿を並べてもらったり、洗い物を手伝ってもらったりは、それができる入居者さんにやってもらう。あるいは、洗濯ものを畳んでもらうとか、畑があるところならやりたい人が畑をやるなどしてね。要は、**自宅に似た環境で生活ができる**んですね。

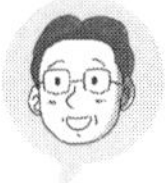

なるほど、病院みたいな感じではないんですね。慣れると楽しそうだなぁ。

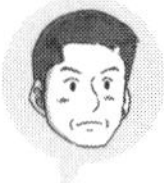

そうなんですよ。**自分で動くんで、生活動作も比較的、低下しにくい**ですし。

で、グループホームって、入居者9人で1組のユニットになっています。この9人っていう数が絶妙で、少数だからスタッフさんの目も行き届きやすいし、入居者さん同士がほどほどに親しくなるのにもちょうどいい数なんです。

それに、入居者さんは全員認知症だから生活のリズムも合うし、「早くして！」「なんでわかんないの！」と怒る人もいないからみんなのんびりやれるし。

その上、サ高住なんかに比べて介護力もあるし、月々の費用も安いんです。

だから、私がボケたら、やっぱり最初に入る施設はグループホームがいいですね。

オススメは、わめく人や車イスの人がいる施設

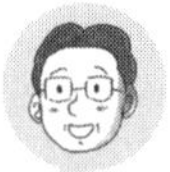

ちなみに、グループホームでオススメのところってありますか？

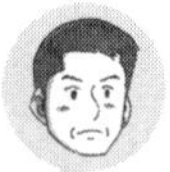

よくぞ聞いてくれました！　**ズバリ、ワケがわからなくなって大声でわめく患者さんや、車イスの方がいるところ**です！

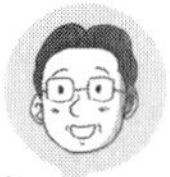

えぇ～、それ、なんか嫌だなぁ。自分の親をお願いするのであれば、やっぱり元気でおだやかな方が多いグループホームにお願いしたいんですけど……。

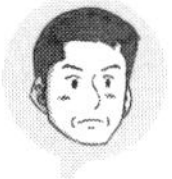

ハァ～（ため息）、わかっていないなぁ。

その施設にわめく方や車イスの方がいないということは、あなたの親御さんがわめくようになったり、車イスになったりしたら、そこにはいられないってことですよ？

入居者さんが和気あいあいとレクリエーションをしていて、そこからあぶれた方が誰もいないということは、そこからあぶれたときにはいられなくなるってことなんです。

でも逆に、わめく方や車イスの方がいるってことは、自分の親がそうなっても面倒を看てもらえるということ。

大事な親御さんを預かってもらう施設は、そういう目でチェックしてください！

元気でしっかりした入居者さんしかいないホームは、
一見すると良さそうですが、
しっかりできなくなると追い出されます。
表面に騙されないで！

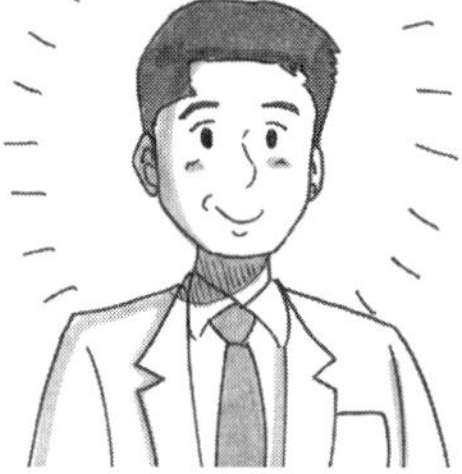

Column

認知症なのにグループホームより「住宅型有料」や「サ高住」を勧めるケアマネを信じないで！

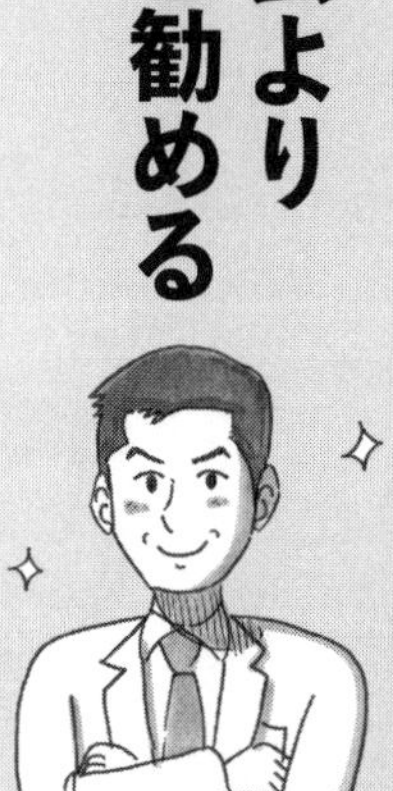

▽費用も介護力も◎なのに、なぜか埋まらないグループホーム

認知症専門医である私が、心の底からオススメするグループホーム。
しかし、定員に空きがあるグループホームが、かなり多い印象があります。
なぜなんだろう？　私はそれがずっと不思議でした。

ところが先日、ついにその謎が解けたのです！
私が信頼している、あるケアマネさんがいます。
その方と話しているときに、私がポツリとこんなことを言いました。

Column

「グループホームのほうが費用だって安いし、介護スタッフだって多くて安心なのに、なんでグループホームに行きたがる人が少ないんだろう？　それより高くて介護力も低い、住宅型有料やサ高住は人気なのに……」

　すると、そのケアマネさんが、こう言います。

「先生、知らないんですか？　患者さんにグループホームに行かれたら、ケアマネの食い扶持がなくなるからですよ。だから、グループホームを紹介しないケアマネがいるんです」

　これ、どういうことかというと、ケアマネさんというのは、介護保護制度を使って「自宅介護」をサポートするのが仕事です。だから、患者さんが自宅にいてくれて、デイサービスやショートステイなどの在宅系サービスを使ってくれれば、そのためのプランニングや手配をすることで、ケアマネさんには収入が入ります。

　でも、患者さんがいわゆる介護施設――グループホーム、老健、特養――に入った場合は、「自宅介護」ではなくなります。

　これはケアマネさんからすると、担当する患者さんを1人失うということ。つまり、患者さんにグループホームや老健、特養に入られると、その分、ケアマネさんの食い扶持が減るのです！

それなら、住宅型有料やサ高住はどうかというと、こちらはサービス付きマンション。つまり「自宅」になります。

ですから患者さんがこちらに入居してくれれば、ケアマネさんは担当患者さんを失わず、収入も減らないのです。

こうした理由から、介護者さんに「そろそろおじいちゃんを家で看るのは限界です。施設に預けたいのですが、どこがいいですか？」と聞かれて、グループホームではなく、住宅型有料やサ高住を紹介するケアマネさんがいます。

「残念だけど、そういうケアマネもいるんですよ」と、私の信頼するケアマネさんは、声に怒りを滲ませて言いました。

だから、グループホームの定員がなかなか埋まらなかったのです！

認知症なのにグループホームより「住宅型有料」や「サ高住」を勧めるケアマネを信じないで！

▽ 大切な情報は、家族でしっかり収集しよう

誤解してほしくないのですが、ケアマネさんの多くは、患者さんや介護者さんの役に立ちたいと心から願って、そのために積極的に働いてくれています。

事実、介護家族から厚い信頼を寄せられるケアマネさんを、私はたくさん知っています。介護経験者の中には、そんなケアマネさんに助けられた方も多いでしょう。

けれど中には、自分の都合で、患者さんや介護者さんの不利益になることをする、残念なケアマネもいるのです。そんなケアマネはごく一部でしょうが……。

そうしたケアマネに誘導されないように、一家の未来を左右する重要な情報については、介護家族が自分たちで積極的に集める必要があります。誰かに言われるままに動いたのでは、損することになりかねません。

繰り返しになりますが、自分である程度動ける認知症患者さんの場合、介護力の面から考えても、経済面から考えても、オススメはグループホームです。

この点、しっかり覚えておいてくださいね！

決断！ 施設選びは、患者さんの様子と施設の状況を見ながら慎重に！

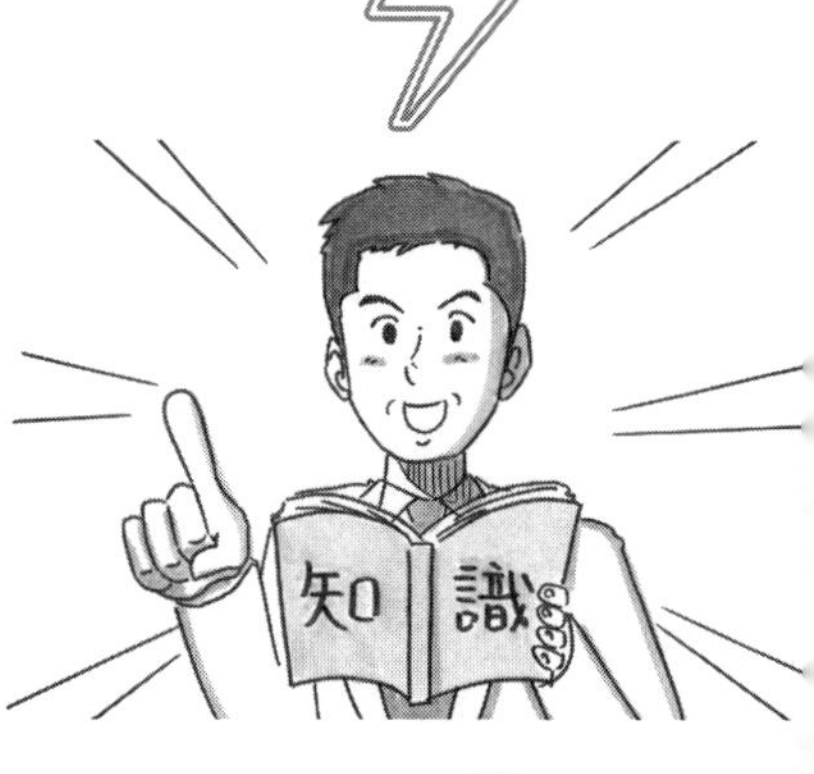

介護者の無知は残酷

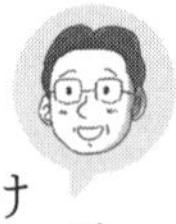

改めて施設入所の件をまとめると、患者さんに認知症があって、まだまだ自分で動けるうちは……つまり、要介護1〜2のうちは「グループホーム」へ。
その後、患者さんが自分で動くのが大変になってきて、生活全般に人様の介助が必要になる頃……つまり、要介護3以上になったら、「老健」か「特養」への入所を考えればいいんですよね。

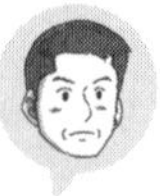

そうですね、それが基本なんですけども。
ただ、注意してほしいことがあります。
患者さんが自分で動くのが難しくなってきて、要介護3以上の介護度がついたとしても、認知症がそれほど進行していなくて、**人とのコミュニケーションを楽しむ力がまだあるのであれば、「特養」への入所を考えるのは控えてほしい**んです。

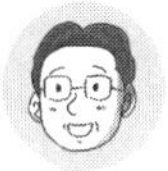

どういうことですか？

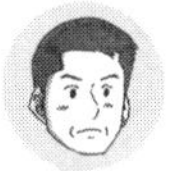

「特養」って、ほとんど寝たきりの方が入所なさるところなんですね。見学に行くとわかると思うんですけど、入所者はほとんどベッドで横になっていたり、スタッフに車イスを押されて食堂に出てくるだけだったり。

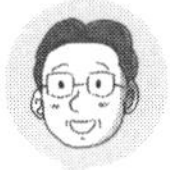

つまり、入所者同士で仲良くなって談話室でおしゃべりとか、みんなでレクリエーション……みたいなことが、あんまりない？

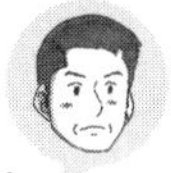

そうなんです。グループホームなら、入居者同士で楽しくお話しできたりもするんですけど、意外とそういうことを知らない介護者さんが多くてですね。

実はこの前も、診察にいらした患者さんのご家族が「うちの父が要介護3になったんで、そろそろ特養に入れたほうがいいですかね?」なんてサラッと言うんです。ただ、そのお父さんには要介護3が確かについたんだけれども、私から見ると、身体介護の程度もそこまで重くないし、認知症は多少進んではいるけれどまだまだおしゃべりも楽しめる。「介護度の判定員さんたちの匙加減で、たまたま要介護3がついたのかな?　2でもいいのにな」という感じの患者さんだったんです。

このお父さんみたいに、まだおしゃべりを楽しめる方や、ある程度自分で動ける方が、ほとんど寝たきりの方しかいない特養に入ってしまうと……**もう、友だちが誰もできないんですよ！　しゃべる相手がいない**んです。

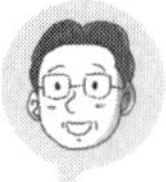

そ……それは悲しい！　さみしいです！

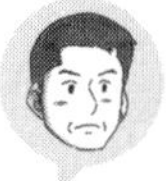

でしょう？　そういうことを知らないで、「要介護3だから、特養ね」と決めつけてしまう。こうした介護者の無知っていうのは、すごく残酷なんです。

「認知症で要介護3になったら、老健か特養」というのは、あくまで目安です。

実際に入所してもらう施設を決める際は、こうした知識を持った上で、そこが患者さん本人に合った施設かどうかを、実際に見学に行って決める必要があるんですね。

一方で、**認知症がある方を、住宅型有料やサ高住に入れてしまうのも残酷**なんですね。だって、そこは認知症患者さんに対応してくれるところではないから。そこに入っちゃうと、患者さんは助けてもらえないわけです。

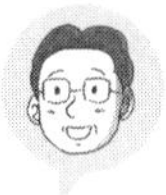

それ、知らないとやっちゃいそうですね。危ない、危ない。

大切なご家族を預かってもらうんですから、施設の見学は絶対にしてください！

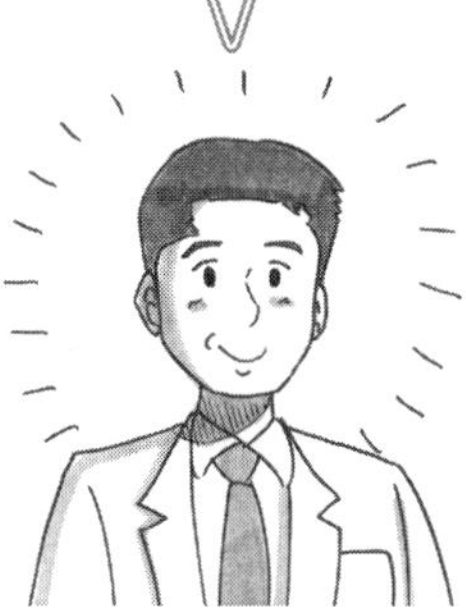

Column

患者さんが国民年金なら、「特養」「老健」をうまく使おう

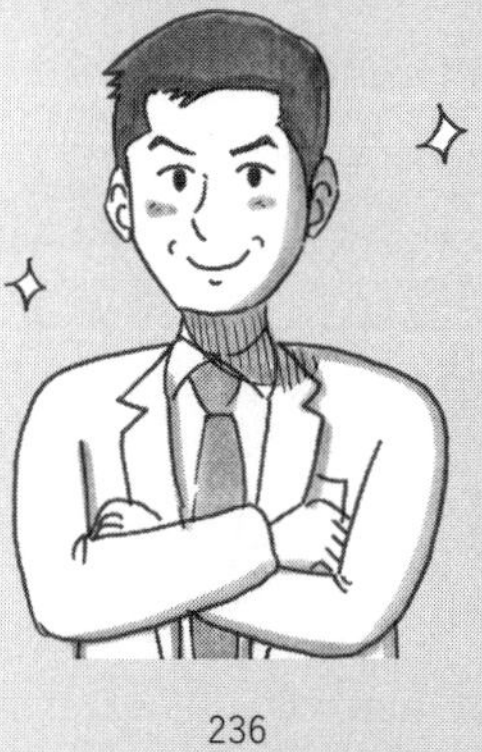

親御さんの認知症介護で苦労するケースのひとつが、親御さんが加入している年金が、国民年金だった場合です。

この場合、月々の受給額は5～6万円程度。この金額だと、自宅にいながら利用するデイサービスの費用くらいは賄えますが、月の利用料が20～30万円かかる施設の利用料を賄うのは無理です。

それでも、やっぱり自宅では看られない……となったら、**狙い目は公的施設である「特養」**（**特別養護老人ホーム**）**か「老健」**（**介護老人保健施設**）**です。**ここなら、グループホームや住宅型有料、サ高住などと比べて費用が安く、月々十数万円程度の費用で賄えます。

また、**特養と老健には、年収や資産の額によって高額介護サービスの費用負担が軽くなる軽減措置（補足給付）があります。**ですから、親御さんが国民年金だけで、施設入所費を捻出するのが難しい場合は、このあたりの施設が狙い目なわけです。

▽「特養」と「老健」の違いって？

ちなみに、「特養」と「老健」の違いですが、ざっくりいうと、「長期入所」を目的としている施設か、「短期入所」を目的としている施設かです。

まず、**長期入所を想定しているのが、「特養」のほう。繰り返しになりますが、主に要介護3以上の方で、常時介護を必要とする高齢者が対象になります。**施設が提供してくれるサービスとしては、日常のお世話とレクリエーションなどがメインです。

そして、短期入所を想定しているのが「老健」です。こちらは、要介護1以上の高齢者が対象で、在宅復帰を目指して専門家がリハビリテーションをしてくれる施設に

なります。原則として3ヵ月ごとに在宅復帰が可能かどうかが判断され、入所者は3～6ヵ月での在宅復帰を目指します。つまり、入所者は6ヵ月後には自宅に帰ることが想定されているわけです。

▽家族のものわかりが良すぎると、損をする!?

とはいえ、高齢者さんや認知症患者さんの状態は、一時的に良くなることはあっても、長い目で見れば体力の低下とともにどんどん悪くなっていきます。**そのため、最長6ヵ月程度の入所が想定されている老健でも、それを大幅に超えて、かなり長期間入所されている方がいるのが現実です。**

一方で、同じ老健に居て、患者さんの状態も同じくらい悪いのに、6ヵ月程度で自宅に帰されてしまう方もいます。これって、何が違うのでしょう?

患者さんが6ヵ月で自宅に帰されてしまう理由のひとつが、介護しているご家族のものわかりの良さです。

Column

患者さんが国民年金なら、「特養」「老健」をうまく使おう

ご家族が老健のことをしっかり勉強していて、「老健って、長くても6ヵ月しか入所させてもらえないんですよね」なんてものわかりの良いことを、施設スタッフに言ってしまう。すると、「そうなんですよ。なので、6ヵ月過ぎたら、自宅にお戻りください」ということになってしまいます。

なぜなら、老健は、公的機関の仕組みとして、3～6ヵ月程度で在宅復帰できる方がいることが前提で成り立っています。ですから、ある程度の人数の患者さんに在宅復帰してもらった実績がないとマズイのです。

ものわかりの良いご家族は、こちらの「実績づくり」に体よく使われてしまうことがあるんですね。

ですから、自宅介護が難しい場合は、「うちには看る人がいないので、帰ってきてもらうのは絶対に無理！　こちらで看てください！」と強く主張してみましょう。すると、案外あっさり通る可能性があります。

決断！「看取り」までやってくれる施設かどうか、必ず確認する！

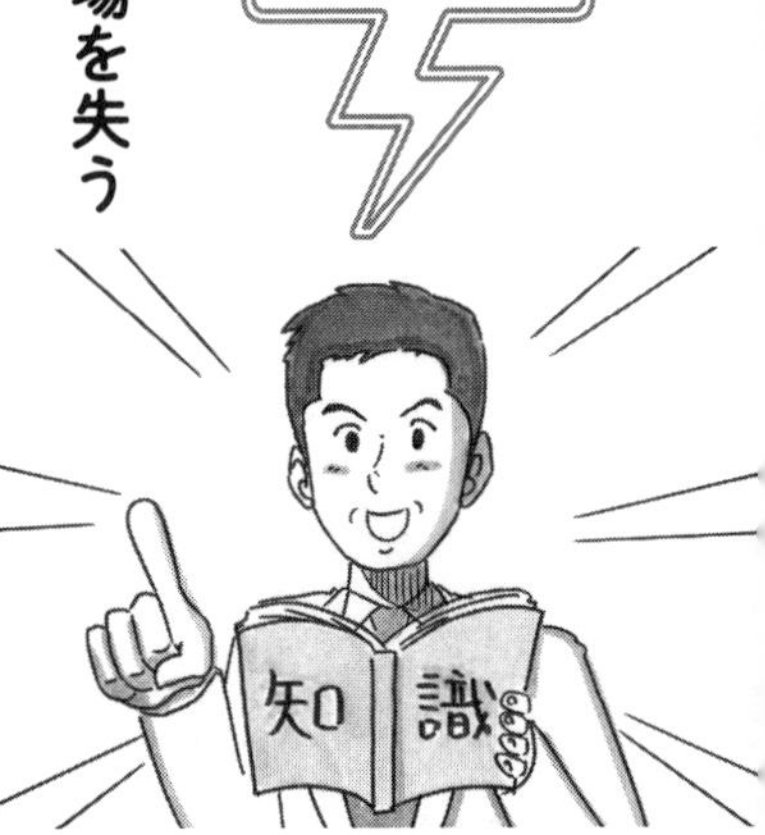

看取りをしてくれない施設だと、最後に行き場を失う

患者さんを預かってもらう施設を決める際は、**そこが「看取り」までやってくれる施設かどうか、必ず確認してください。**

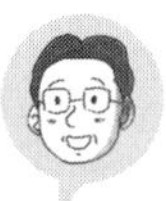

なるほど、看取りまでやってくれない施設もあるわけですね。

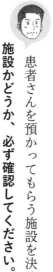

そうなんです。

老健や特養は看取りまでやってくれますが、グループホーム、住宅型有料、サ高住は看取りをやってくれないところもあるんですね。そういうところに入ってしまうと、いざ、おじいちゃんやおばあちゃんが危篤になったときに、ご家族は「おじいちゃん・

おばあちゃんを**病院へ搬送するか、自宅へ連れ戻すか」の二択を迫られる**ことになります。

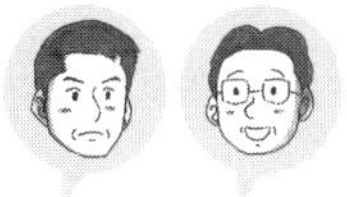

あれ？　その場合って「病院へ搬送する」の一択じゃないんですか？

もちろん、患者さんがなんらかの感染症にかかっていたり、その他の病気だったりして、病院で治療してもらえば治るのであれば、病院へ搬送するべきです。

問題は、危篤の原因が「老衰」のときですね。

老衰って治療法がありません。

なので、病院のほうも搬送されてきても、正直言って、できることはないわけです。

ですから、最近はこうした高齢者の救急搬送を受けてくれない病院もあります。

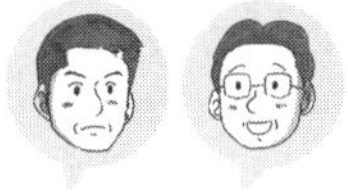

えぇえ～。そんなの困ります！

いや、病院だって困るんですよ。

さっきも言いましたけど、老衰の患者さんにできることって、医療者には何もないんですね。ときどき様子をみるとか、点滴をするくらいしかできないんです。

だから、私も正直、老衰の方のために、救急病院への紹介状を書くのが嫌なんです。だって救急病院からしてみたら、「老衰の人を送ってこられても、こっちでできることなんてないのに……。こいつ、わかっていないよなぁ」って、きっとこんな感じですよ？　私、単なるバカみたいじゃないですか。

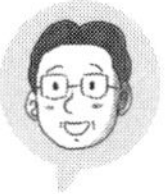

先生、後半は単なる愚痴みたくなっていますけど。

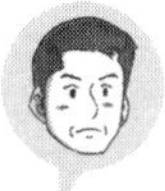

たまには愚痴も言わせてよ……。

そんな感じですから、老衰の患者さんに対しては、救急病院はわりと冷たいです。

入院してからご家族がそのことに気づいても、設備の揃っていない自宅に患者さんを連れて帰ることもできないし、亡くなるだけの人を新規で受け入れてくれる介護施設もありません。**看取りをしてくれない施設にうっかり入ってしまうと、ご家族は死**

にそうなおじいちゃん・おばあちゃんを抱えて、途方に暮れるしかなくなるわけです。

ですから、入所時に「看取りまでしてもらえる施設かどうか」を確認することが、すごく重要なんですね。

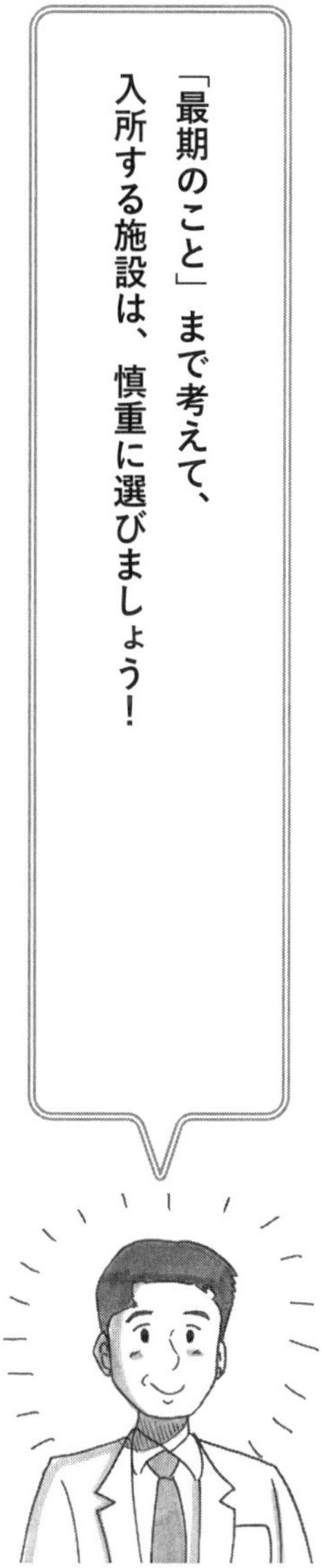
「最期のこと」まで考えて、
入所する施設は、慎重に選びましょう！

Column

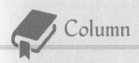

入所の順番が回ってこないのは介護者さんの態度が原因かも!?

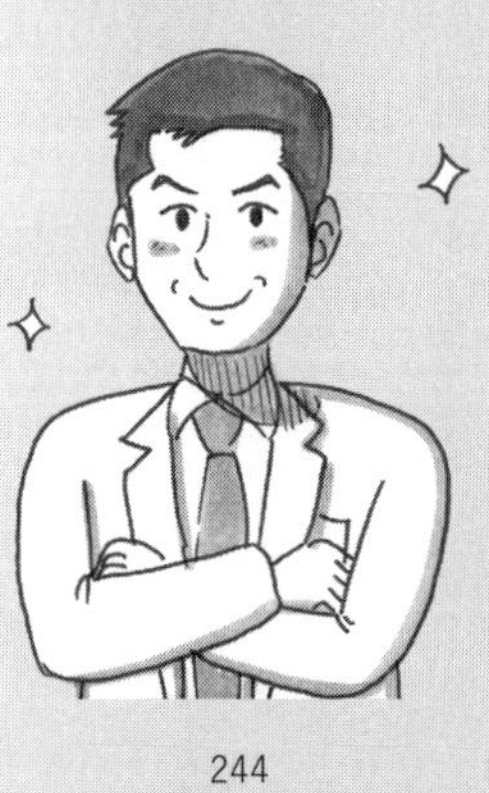

いざ、おじいちゃん・おばあちゃんに介護施設に入所してもらおうと思っても、どこの施設もいっぱいで、なかなか入所の順番が回ってこない。実際に入所施設を探し始めると、そういう事態に直面することもあるでしょう。

特に人口の多い都市部では、人気の高い特養などは、数百人待ちということもザラにあるようです。

一方で、「そこまで待ち人数は多くないはずなのに、なかなか入所の順番が回ってこない」と感じている介護家族もいるのではないでしょうか。

それってもしかすると——ご家族の態度に、何か問題があるのかもしれません。

▽入所の順番を決めるのは誰？

実は、介護施設に空きができたときに、次にどなたに入所の順番を回すかというのは、介護施設の担当医師や施設の管理責任者が決めます。

私もケアマネさんから、協力医をしている施設の入所者さんについて、「先生、次はどのお宅に順番を回しましょう」と相談されることがよくあります。

実はこのとき、私には意識していることがあります。

それが、高圧的な態度を取るご家族がいるお宅には順番を回さない、ということです。

認知症患者さんのご家族もさまざまで、病院スタッフや介護スタッフに礼節を持っていつも笑顔で接してくださる方もいます。

一方で、「こっちは金を払っているんだから、うるさいことを言ったっていいだろう」

と失礼で高圧的な態度を取る方もいます。

そういうご家族は、医療スタッフや介護スタッフに細かすぎる注文をつけることを当然と思っていたり、自分の思い通りにならないとスタッフを怒鳴りつけたりすることもあります。

でも、医療や介護の現場というのは、患者さんや介護者さんの負担を減らそうと、収入以上の心配りをしている方たちでもっているのです。

頑張る医療・介護スタッフに向かって、「医療や介護はサービス業なんだから、お金を払っているほうが、権利を主張して当然」という乱暴な態度でふるまって、現場をいたずらに疲弊させる方を、私はものすごく迷惑な方だと思っています。

大変な苦労をして入所者さんをケアしてくれている施設に、そんな迷惑な家族がいる患者さんを入れてしまったら、介護スタッフがさらに苦労するのは目に見えています。ですから私は、高圧的なご家族のお宅には、順番を回さないのです。

▽高圧的な態度で、社会インフラを乱していませんか？

きっと同じように考えている医師やケアマネさんは、少なくないでしょう。

もし、「うち、なかなか入所の順番が回ってこないんだけど……」というようであれば、ご家族の中に、どなたか高圧的な方がいるのかもしれません。

私自身は、介護はサービス業ではなく、社会を支えるインフラの一種だと考えています。あなたのご家族は、高圧的な態度で、社会インフラを混乱させるようなマネをしていませんか？

心当たりがある方は、ぜひ考えてみてください。

決断！

施設看取りか、自宅看取りか。決断はあとで変えてもOK！

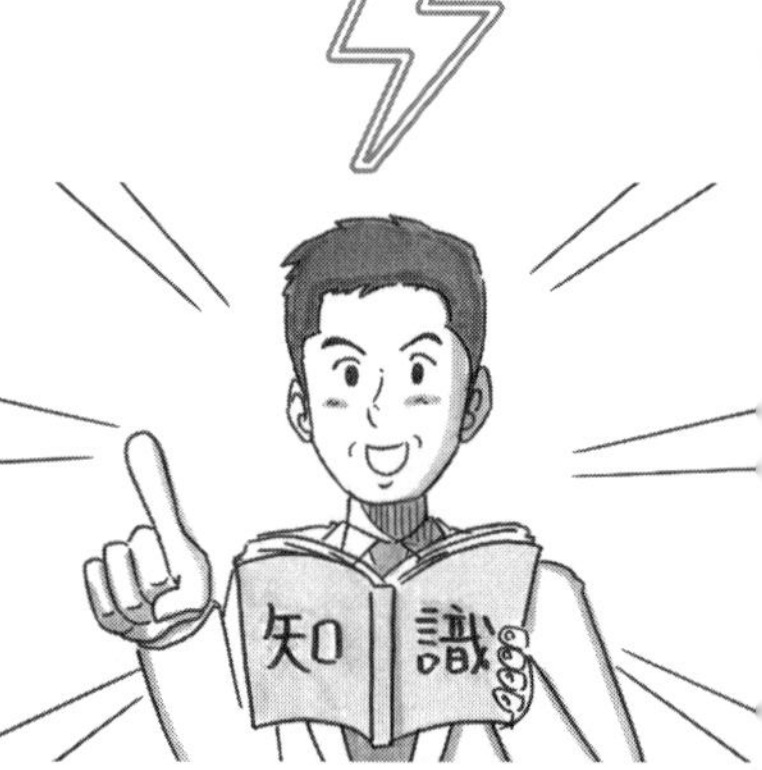

最期の場所の決断は、臨機応変に！

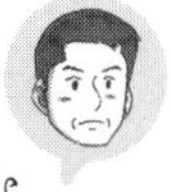

おじいちゃんおばあちゃんを施設に入れるか、それとも自宅で看取るか。ここで悩むご家族も多いんですけど、**一度決断したことを、あとで変えても全然OKです。**

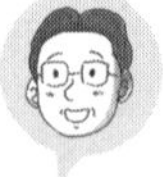

？？？　そりゃそうでしょう。家で介護してみて大変だったら、やっぱり施設で……でいいんじゃないですか？

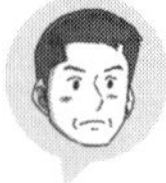

そうそう、それくらい柔軟でいいんですよ。

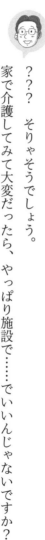

でも、中には「家で看取るのが、おじいちゃんおばあちゃんにとっての幸せだから」という思い込みが強い方がいて、どんなに介護がハードになっても、「一度家で看取る

と決めたんだから、最期までやる！」と頑張ってしまう方がいるんです。

でも、それを続けると介護疲れからウツになったり、病気になって倒れたりすることになります。そうなると、患者さんの面倒を看る人がいなくなりますから、結局はおじいちゃんやおばあちゃんを施設に預けることになるわけです。

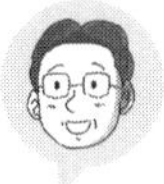

介護者が頑張りすぎた結果、患者さんが施設へ……ということもある。
それなら、ほどほどにやるのがいい、ってことですね。

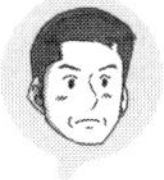

そうそう。
ですから、いったんは「自宅で看取る」と決めていたとしても、そのときどきの状況によって、その決断は変えていいんです。

施設→自宅への変更は、ほとんどない？

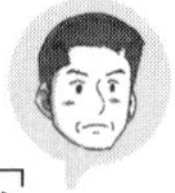

ちなみに、「自宅で看取るつもりだったけど、施設へ」と決断を変える人はいますが、「施設で看取ってもらうつもりだったけど、やっぱり最期は自宅で」と決断を変更する人は、ほぼいません。

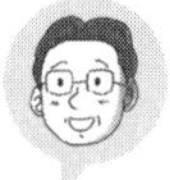

そうなんですか？

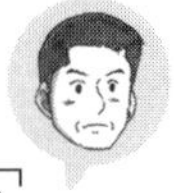

やっぱりねぇ、一度おじいちゃん・おばあちゃんを介護施設で預かってもらって、「介護しない」ということのラクさを経験してしまうと、自宅で看ることの大変さが改めてわかってしまって、もう自宅では看られなくなるんです。

どんなに大事なおじいちゃん、おばあちゃんでも、やっぱりずっと家で看るのって大変なわけですよ。

だから、施設から家に戻るケースって、ほとんどないんですね。

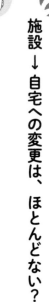

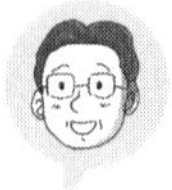
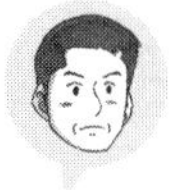

それくらい、自宅介護って大変なんですね……。

そうなんです。

でも、最期まで家で看るつもりだったのに、やっぱり無理だとわかった……というのはよくありますから、それは全然気にしなくて大丈夫です。

できるところまでは自宅で看る。それだけで、十分なんですよ。

「最期まで自宅で看てあげたかった」
その気持ちがあっただけで、
おじいちゃんもおばあちゃんも
うれしいんじゃないでしょうか。

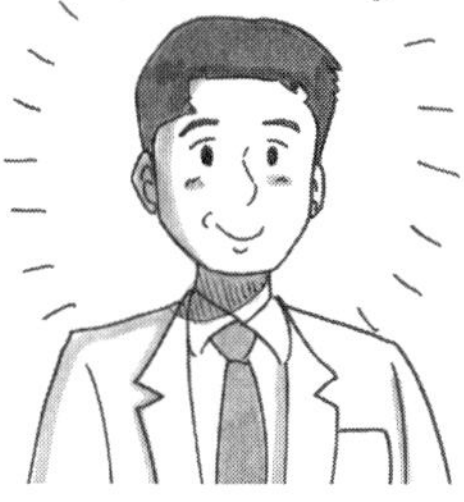

Column

生前葬のススメ

▽患者さんが生きているうちに、親族みんなで集まろう

認知症の末期になると、患者さんはあらゆるものごとへの関心が薄れて、ボーッとしている時間が長くなってきます。話しかけても生返事をすることが多くなり、やがて家族のこともほとんど認識できなくなっていきます。こうして、徐々に終わりのときが近づいてきます。

ほどなく患者さんは自力で食事を摂ることもできなくなりますが、そうなる前に、ぜひご家族に企画してほしいことがあります。

それが「生前葬」です。

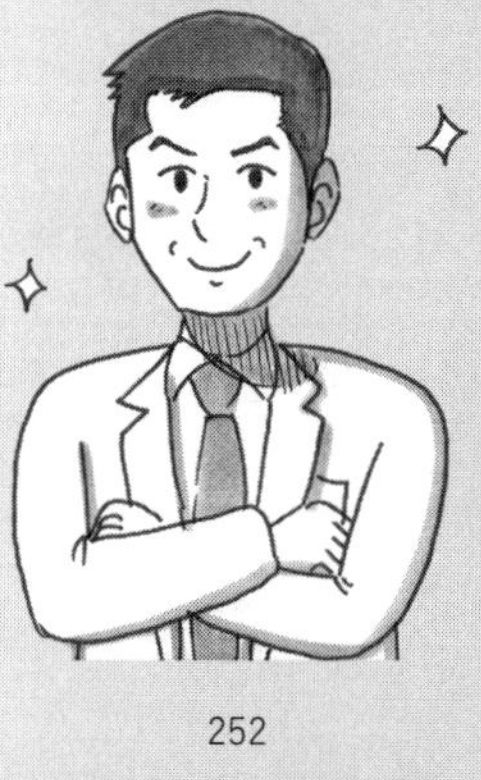

ただし、私がいう「生前葬」とは、お葬式のマネをするわけではなく、親族みんなで行う食事会のこと。おじいちゃん・おばあちゃんの親族にできる限りたくさん集まってもらって、最後に一緒に過ごす時間を設けてほしいんです。

＊＊＊

そんな「生前葬」を実際にやったのは、私の知人のM医師です。

彼のお母さんも認知症を発症して、介護施設にいらっしゃいました。

お母さんの残り時間があまり長くないと察したM先生は、親戚一同に声をかけて、お母さんが入所する施設の近くのレストランまで来てもらうことにしたのです。

懐かしい顔が、一堂に集まりました。

お母さんのきょうだい、子どもたち、さらにその子どもたち……。

実はM先生、親族全員に集まってもらうために、みんなの旅費をすべて負担したそうです。しかも飛行機代や新幹線代だけでなく、なんと最寄り駅からレストランまでのタクシー代まで！　だから、親族の全員がこころよく集まってくれたんですね。みんなで実際に顔を合わせて、おいしいものを食べながら、和気あいあいと話をする。それだけだったそうですが、「やってよかったです」とM先生は言います。

ボケたお母さんと親族の会話はかみ合わずチグハグだったかもしれませんが、おそらく「会うのは、これが最後だろうな」と親族の多くが思いながら、それぞれが惜別の念を持って、あたたかな気持ちで対面なさったのではないでしょうか。

心が浮き立つようなおいしそうな料理のニオイの中で、ずっと伝えたかったことを伝えられた方もいるかもしれませんし、温かなお母さんの手をとって一緒に笑い合った方もいるかもしれません。別れ際に「今まで、本当にありがとね」と伝えられた方もいるかもしれません。

そんなふうに、生きているおじいちゃん・おばあちゃんと親族みんなで楽しいお別れができる機会は、自分たちの手でつくれるのです。

▽生きているうちに会えることの幸せを大切に

臨終のとき、急いで駆けつけても、たいていの患者さんはほとんど意識がありません し、意識があっても苦しい息の下で話なんてできません。

でも、こうした「生前葬」なら、話しかければ返事をしてもらえるし、一緒にごはんを食べながら、笑いながら、お別れをすることもできます。

それって、もしかすると本当のお葬式よりも、ずっとうれしくて意味のあることなのかもしれません。去り行く人にとっても、遺される人にとっても。

生きているおじいちゃん・おばあちゃんと、視線を交わし合ってお別れができる。その時間がまだ残されていることの幸せに気づいたら、ぜひとも、行動してほしいと思います。

第6章

「患者さんの最期」にまつわる決断

ご家族が大いに悩む、患者さんの「見送り方」。
大切なおじいちゃん、おばあちゃんを
おだやかに逝かせてあげられる、大切なポイントです。

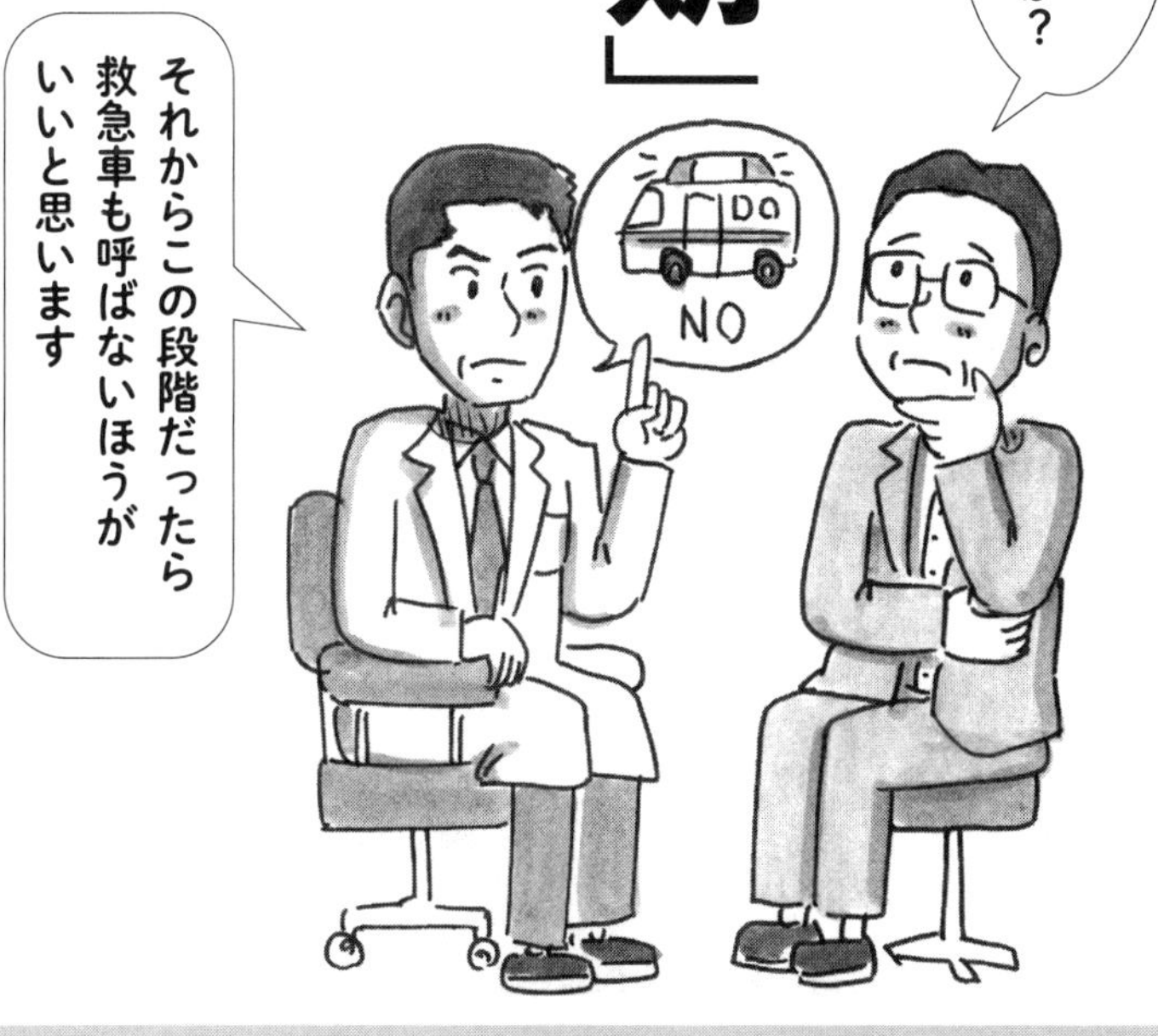
ん？ どうしてですか？
それからこの段階だったら救急車も呼ばないほうがいいと思います
DQ
NO

決断！

最期は自然に任せる

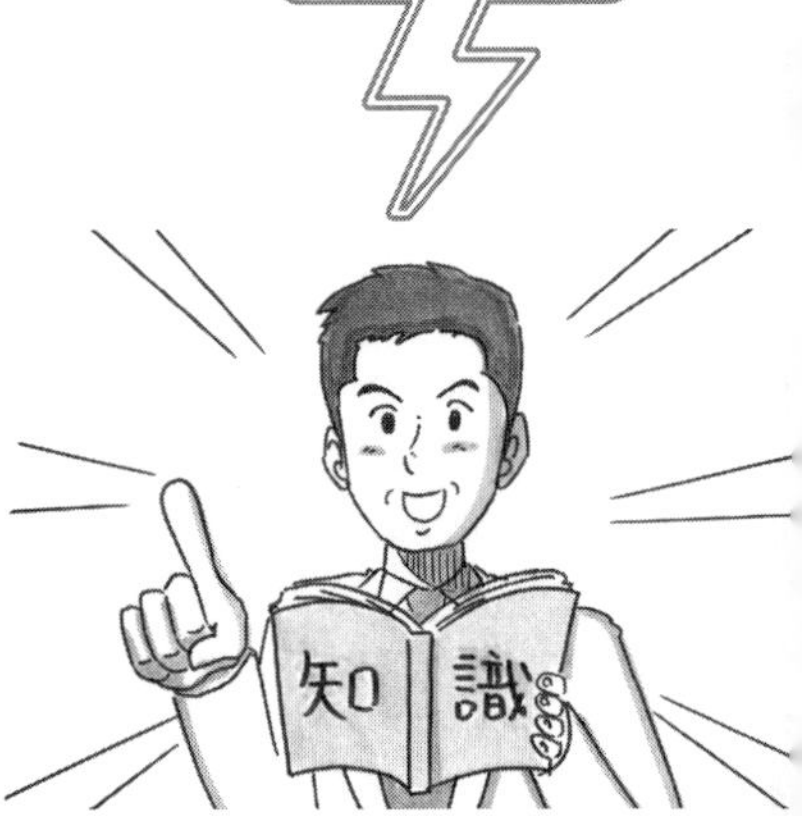

終末期に入ったら、回復することを求めない

私はこれまで、千人以上の認知症患者さんを看取ってきました。

その上で、ひとつ言えるのは、**やっぱり最期は自然に見送るのがいちばんいい**、ということです。

いちばんいいって、どういうことですか？

患者さんがさほど苦しまずに、おだやかに亡くなれる、ということです。

どんな病気のときも、老衰でも同じなんですけど、ある段階を過ぎたら、治療をしても回復しない段階が必ずやってきます。その段階を「終末期」というんですけども。

終末期に入ったら、余計な治療をしない。
そうすれば、ヒトっておだやかに死ねるんです。
でも、ここで治療をしようとすると、患者さんは苦しむことになります。

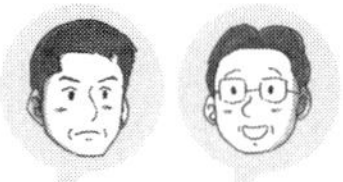

苦しむ……。なんか怖いですね。

怖いんですよ。その上、家族が介護する時間がいたずらに長くなることもあります。
この本の最後の章では、見送るほうも、見送られるほうも、つらい想いをしないために必要な決断についてお話ししたいと思います。

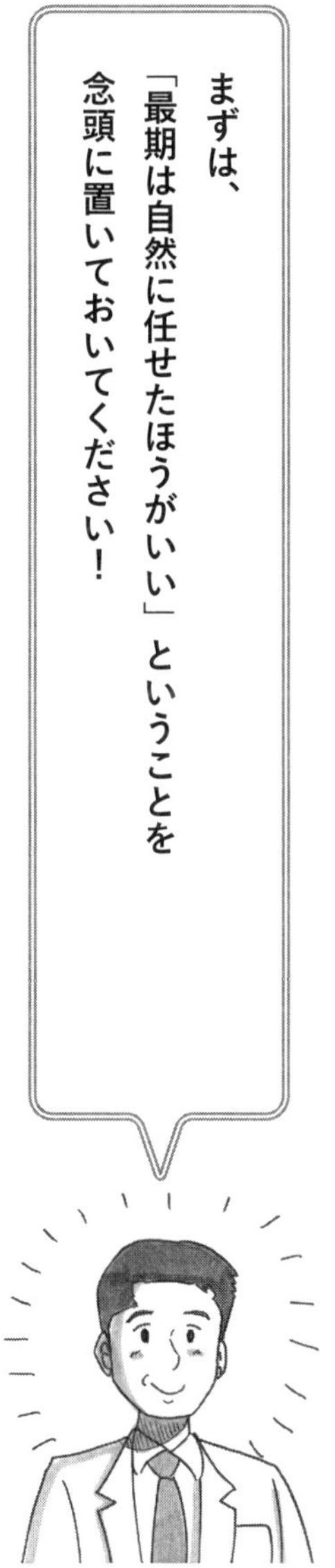
まずは、
「最期は自然に任せたほうがいい」ということを
念頭に置いておいてください！

決断！ 最期が近い患者さんは、食べられなくなることを受け入れる

意外と知らない、認知症患者さんの最期とは

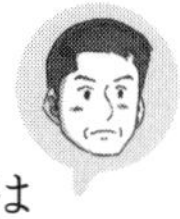

ここまでに何度かお話ししていますが、認知症が進行して末期になると、患者さんはボーッとしている時間が長くなって、こちらの呼びかけにあまり反応しなくなります。体力も衰えて、歩行、食事、排泄、入浴など、生活のすべてに介助が必要になり、やがてほとんど寝たきりの状態になります。

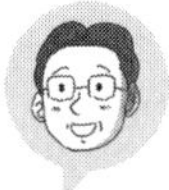

そのへんは、普通の老衰と同じですね。

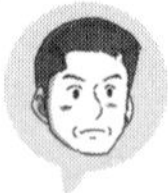

生活全般に介助が必要になるという点では、同じですね。
ただ、認知症患者さんの場合、こうなる前に、突拍子もない行動をたくさんしちゃ

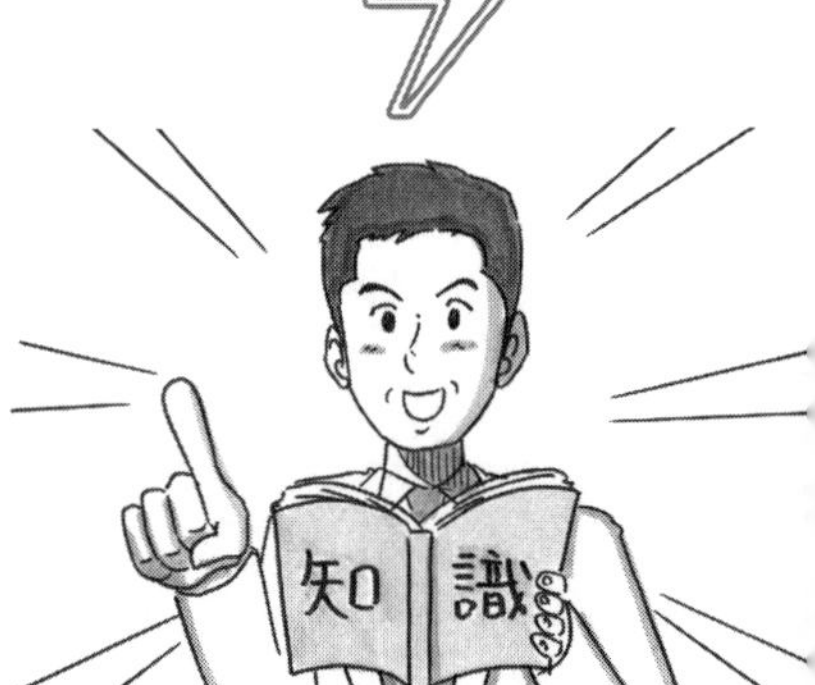

うわけです。もの忘れに始まり、「お金を盗った」と騒ぐ物盗られ妄想が出てきたり、やたらと攻撃的になって周りをののしったり。

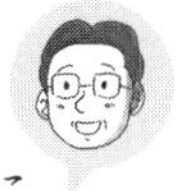

あるいは、何度も繰り返し同じようなことを聞くようになったり、フラリとどこかに出ていったまま帰ってこられなくなったり……。

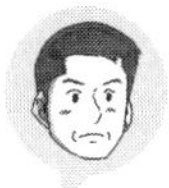

そうそう。でも、末期になると、こうした行動はほとんど落ち着きます。患者さんの体力がなくなって動けなくなっていくので、変な行動もしなくなっていくんですね。

ヒトは死ぬ2週間ほど前から、食べられなくなっていく

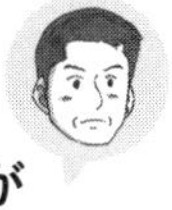

それで、ほとんど寝たきりになって、**肉体の寿命が尽きる寸前になると、ある兆候が現れます。それが、食べられなくなる、**ということです。

肉体の寿命が尽きるとき、身体は終焉に向かって、徐々にその機能を停止させてい

きます。消化や吸収の機能も停止していきます。それに伴って、食べる量も、飲む量も、少しずつ減っていくんですね。

だいたい死の2週間くらい前から、患者さんは徐々に食べられなくなって、そのうち食事そのものが認識できなくなります。やがて水も飲めなくなって、飲ませてもむせるようになるんですね。それが、自然な終わりの姿です。

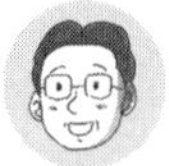

自然な終わりの姿……。

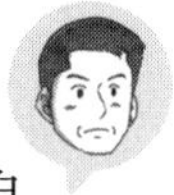

そう。だから、この段階にきたら、患者さんに無理に食べさせたり飲ませたりせずに、自然に任せるのがいちばんいいんです。

事実、福祉先進国といわれるスウェーデンなんかは、高齢者施設の入居者さんが自力でごはんを食べられなくなったら、介護職員は食事のトレイをさげてしまいます。高齢者が最期に食べられなくなるのは自然で当たり前なことだし、何より本人の意思をいちばんに尊重する風潮もあるので、無理に食べさせようとはしないんですね。むしろ、そんなことをしたら虐待だと言われます。

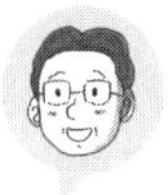

でも、日本でそういう話をすると、「何言ってんだ！　食べないと死んじゃうじゃないか！」と怒る方も多いわけです。

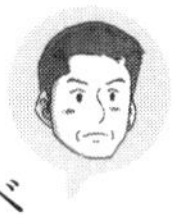

え、でも、食べないと死んじゃうじゃないですか。

いやいや、「食べないと死んじゃう」んじゃなくて、死ぬための準備として身体が食べ物や水分を受け付けなくなっているんです。そんな段階で無理やり食べても身体は栄養を処理できないし、だから元気にもならないよ。

この段階で、食べられない人に無理やり食べさせようとするのって、ハッキリ言って無意味なんです。

食べられない患者さんに無理やり食べさせたがるのは、ご家族の自己満足かもしれません。

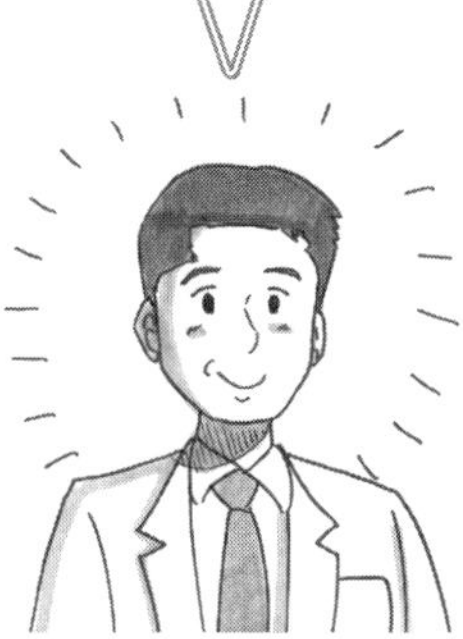

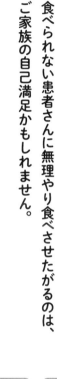

決断！ 最期に水も飲めなくなっても、点滴はしない

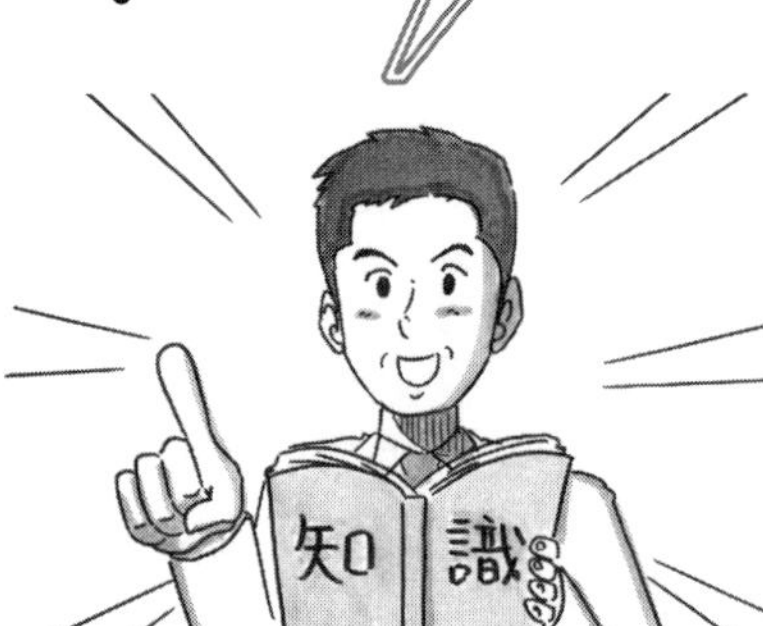

その段階の点滴は、患者さんにとって苦痛でしかない

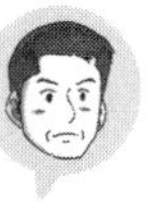

「最期が近くなった高齢の患者さんは、食べられなくなる」と言うと、たいていの方は「そうだよな。それって当たり前だよな」とわかります。

でも、やっぱり自分の大切な人が死ぬとなると、冷静ではいられなくなるんでしょうね。「なんとか食べさせられないか」と躍起になるご家族も少なくありません。

わかる気がします。僕もいざとなったら、親に食べてもらうために頑張っちゃうかもしれません……。

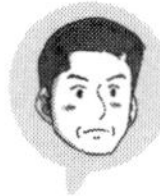

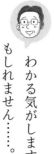

気持ちはわかりますけどね。

でも、私はこの段階になったら、「最期が近づいてきたようです。自然な形で逝かせてあげるのが、本人がいちばん苦しくないと思いますから、周りは余計なことをせず、静かにお見送りしませんか?」とご家族に提案します。

介護生活は長期間ですから、こうなるもっと前の段階で、すでにそういう話し合いはしているんですけど、最後に改めて確認するわけですね。

すると、たいていのご家族は、「そうですね。おだやかに逝かせてあげたいです」と、そういうふうにおっしゃいます。

ただ、そういうご家族でも、**患者さんが水も飲めない段階になってくると、「食べられないのはともかく、飲めないのはのどが渇いてつらそうだから、せめて点滴ぐらいしてあげたほうが、本人がラクなんじゃないですか?」と言うことがあって。**

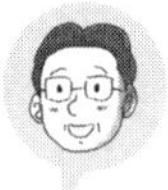

むちゃくちゃ、わかります! だって、のど乾くの、つらいじゃないですか。

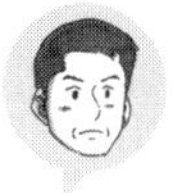

ところが、ヒトって脱水状態が続くと、脳内にモルヒネ様物質が分泌されるそうな

んです。モルヒネって、終末期のがん患者さんの痛みを緩和するために処方されるやつですね。脱水状態が続くと、これに似た物質が脳内で分泌されて、フワフワとした幸せな気持ちになるといわれています。

だから、健康な人が思うほど、苦しくないみたいなんですね。

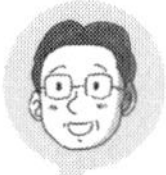

ホ、ホントにそうなんですか？

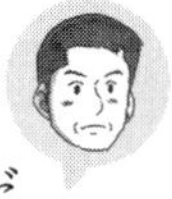

私もまだその段階を経験したことがないのでわからないのですが、医学的にはそうだといわれています。そんな心地のいい状態にいるのに、点滴の針を刺すと、その痛みで患者さんの意識は苦しいだけの肉体に戻ってきてしまうんですよ。
それに、飲めなくなった段階というのは、身体が水分を処理できなくなった段階です。ここで点滴をすると、余分な水分が身体に溜まり、やがて肺も水びたしになります。すると患者さんは常に溺れているような状態になるので、ものすごく苦しいです。余分な水分のせいで痰も出やすくなって、むせやすくなるし……。**結局のところ、この期に及んでする点滴って、患者さんにとっては苦痛でしかない**んです。それなのに……あな

たの「点滴をしてあげたい」という満足感のために、患者さんを苦しめてもいいですか？

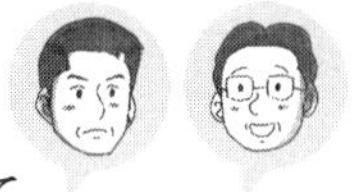

……わかりました。でも、見てるだけってつらいです。

それなら、濡れたガーゼで唇を軽く湿らせたり、小さな氷の欠片などを口に含ませてあげたりするといいでしょう。そもそも、のどの渇きは点滴では癒せませんからね。何かしてあげるのであれば、昔の人がやっていたように、患者さんのそのときの身体の状態にふさわしい、自然なケアをしてあげてください。

ただし、食べられない・飲めないの原因が、患者さんの最期が近づいているせいなのか、それ以外の原因によるものかの見極めは難しいもの。判断はお医者さんに任せましょう！

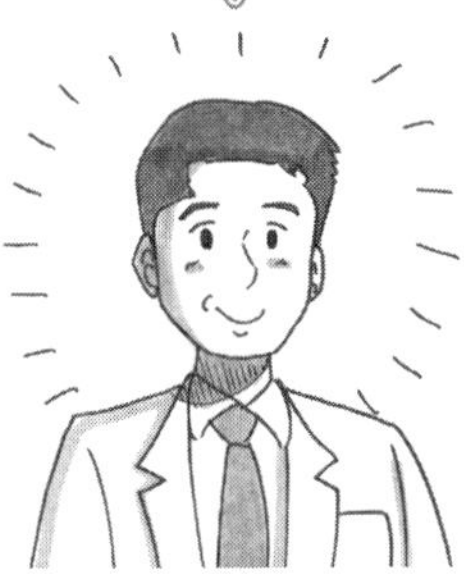

Column

人生の終わりが近い患者さんに医師が点滴を打つのはこんなとき

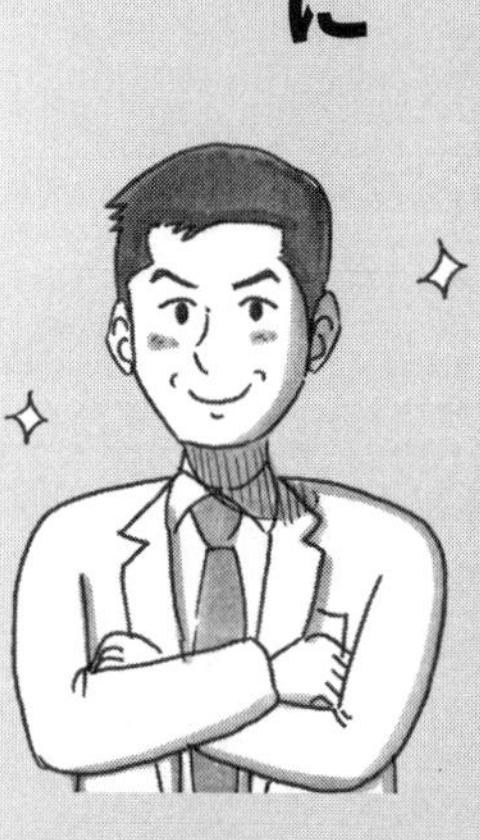

私はクリニックで外来診療を行う他に、在宅での看取りも行っています。

これまで千件以上の看取りを行ってきましたが、ご家族と相談して「最期は自然に看取りましょう」となった場合、最期に点滴をするならその量を徐々に減らして、患者さんの身体から水分を減らしていきます。

そうすることで、患者さんが苦しまずに、おだやかな最期を迎えられるからです。

ただ、**本当にこれが最期かどうかの見極めが、医師でも難しいこともあります。**

そんなときは、点滴を1～2本入れて様子を見ることがあるんです。

▽「感染症」と「夏バテ」の場合は、点滴で持ち直すことも

見極めに迷うケースのひとつは、患者さんが食べられなくなっている原因が、感染症の可能性があるとき。それまでこれといった異常がなかったのに、急に熱が出て炎症反応などがあるときは、抗生剤などを入れた点滴をして様子を見ます。

それで状況が改善すれば、やがて患者さんは食べられるようになり、持ち直すことも多いもの。でも、改善しないときは、最期だと判断して、点滴はやめにします。

もうひとつ、判断に迷うのは、夏バテや熱中症のような状態で一時的に食欲が落ちている可能性があるとき。このときは少しだけ点滴をして、調子が良くなれば持ち直す可能性が高いと判断します。ただ、点滴をしてもあいかわらず食べられないままであれば、そのときはもう最期だと見極めて、点滴をやめます。

いずれにしても、一般の方が判断するのは難しいので、患者さんが食べられなくなった場合は、医師の判断を仰いでください。

決断！

おだやかに見送るために、胃ろうはしない！

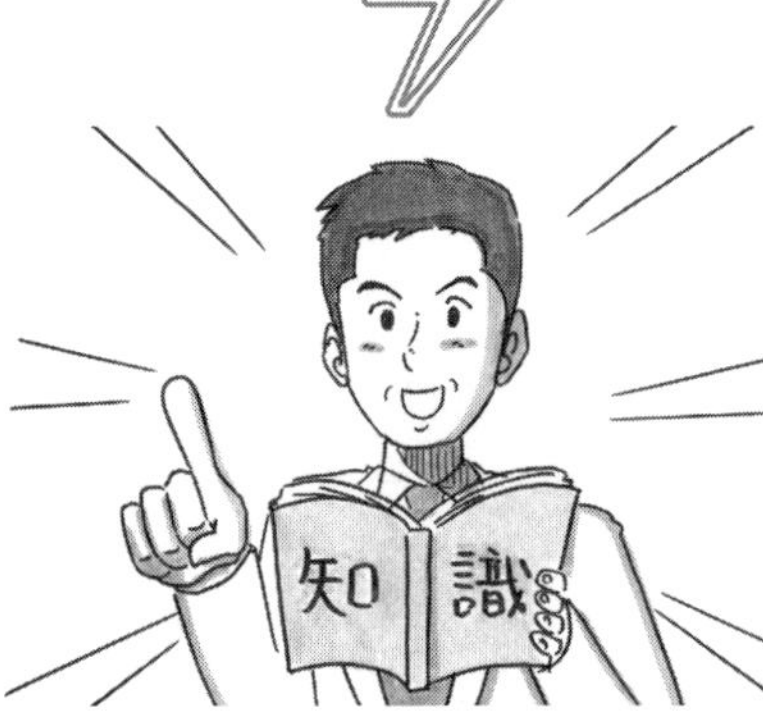

胃ろうが、自然な死を妨げる

これ、よくあるんですけど、おじいちゃん・おばあちゃんが最期の段階にさしかかって、徐々にごはんが食べられなくなってきたときに、びっくりして救急車を呼ぶなどして病院に運んじゃうご家族がいるんですね。

そうすると、ご家族は医師に聞かれるわけです。「**胃ろうをつくりますか？**」と。

胃ろう。知っていますよ。胃に開けた穴にチューブを挿して、そこから栄養を入れるやつですよね。でも、あんまりいい話を聞きませんが……。

そうですね。胃ろうの悲惨さって、少しずつ周知されてきていると思います。

それでもまだ、**日本においては、毎年3～5万人に胃ろうがつくられていると言われています。**でも、胃ろうってそもそも、嚥下障害がある子どものために１９７６年にアメリカでつくられた術式で、**要は「栄養を入れれば、その後、元気に生きられる」人のための技術**なわけです。けれど日本では、急速な高齢化に伴って、老衰で食べられなくなった高齢者にも胃ろうをやるようになりました。

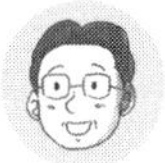
高齢者の胃ろうって、海外だと一般的じゃないって聞きましたけど。

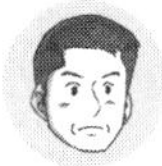
そうなんですよ。
欧米だと**「高齢で食事が摂れなくなることは自然なこと」という感覚が一般的で、高齢者が食べられなくなったからといって胃ろうをするなんて非論理的**と考えます。

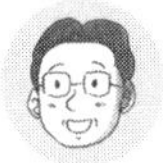
自分で食べられなくなったらそのまま見送るのが、どうやら普通みたいですね。

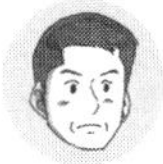
そう、それに高齢者に胃ろうをつくっちゃうと、実際、悲惨なんです。

寝たきりの人に胃ろうをすると、長ければ10年以上生きるんですけども。

その間のご家族の負担は大変なものですし、そもそも胃ろうをして水分や栄養を入れ続けると、それが溜まって足先から腐ってくるんです。こまめに体位交換をしても床ずれはひどいし、動けないから手足の関節がカチカチに固まって、おむつ交換で脚を拡げようとしただけで骨がぽっきり折れることもあります。

それほど患者さんは苦しいのに、胃ろうがあるがために死ねないんです。

それから、多くの方が、胃ろうになれば口から食事を摂らなくなるので、誤嚥性肺炎にならないと思っているんですけど……。人間って唾液が出るので、これが原因で誤嚥性肺炎は起こるんですよ。

結局、胃ろうをつくっても、いいことってひとつもないんです。

胃ろうをすると、介護施設で看てもらえなくなる

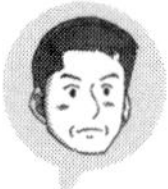

あと、これも重要なんですが……**胃ろうをつくると、普通の介護施設で看てもらえ**

なくなります。

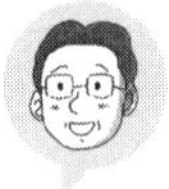

ど、どうしてですか？

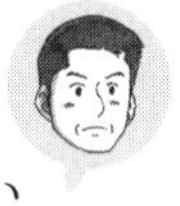

胃ろうへの栄養補給は、医療スタッフか家族しかできません。介護職の人はやっちゃいけないんです。常に看護師さんが常駐している施設なら看てくれることもありますが、そういう施設は限定的ですからね。

これを知らずに「胃ろうにします」と言ってしまって、後悔するご家族、多いんですよね。

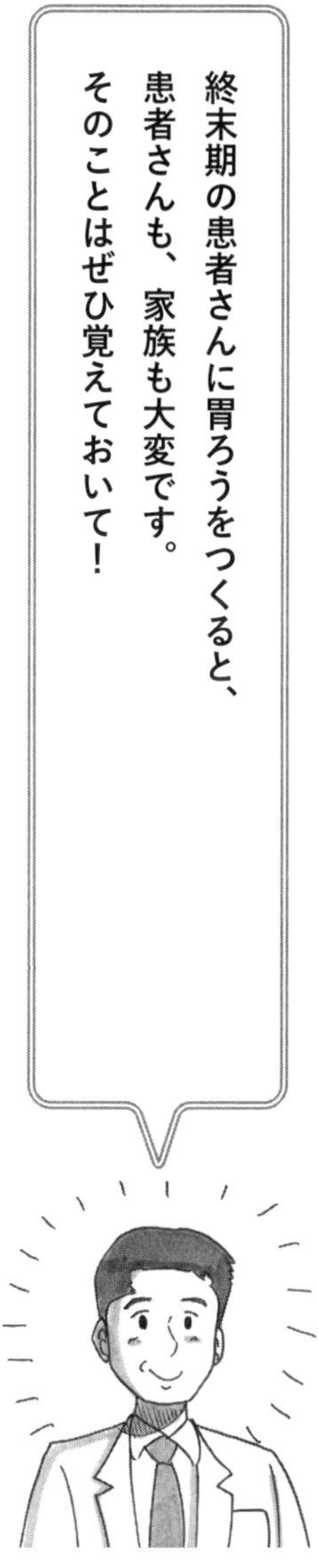
終末期の患者さんに胃ろうをつくると、
患者さんも、家族も大変です。
そのことはぜひ覚えておいて！

決断！ おだやかに見送るために、中心静脈栄養もしない！

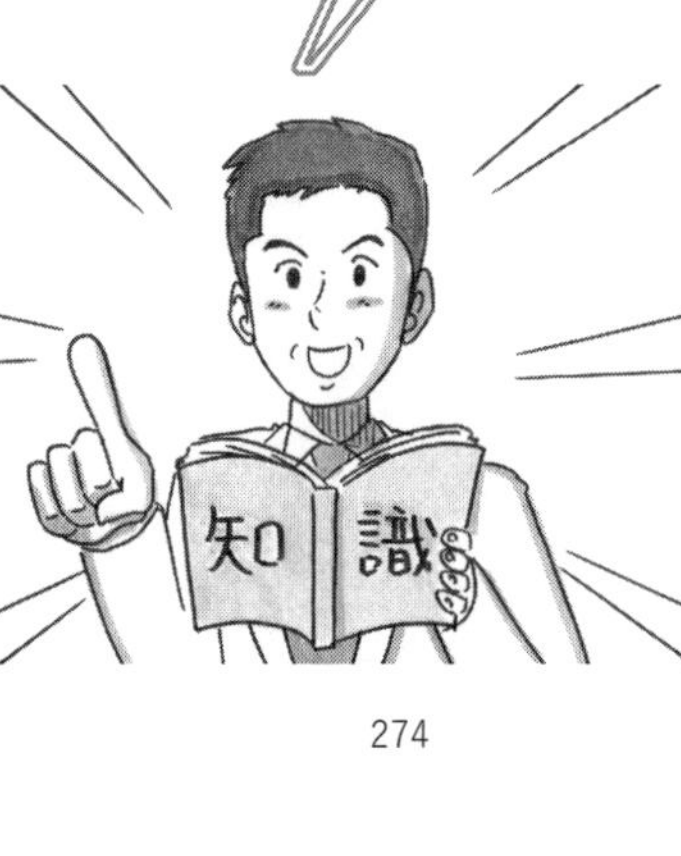

実は、「胃ろう」より負担が大きい「中心静脈栄養」

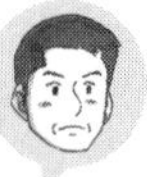

あるいは、終末期のおじいちゃん・おばあちゃんがごはんを食べられなくなったときに救急病院へ行くと、ご家族は**「胃ろうにしますか？　中心静脈栄養にしますか？」と聞かれることもあります。**

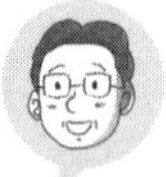

中心静脈栄養……ってなんですか？

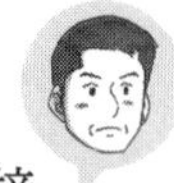

鎖骨付近の静脈にカテーテルを入れて、そこから高濃度の栄養剤や水分を血管に直接入れる手法のことです。

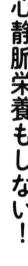

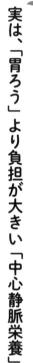

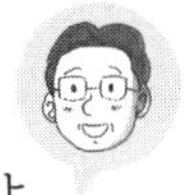

血管に入れるってことは、点滴みたいなものですか？　それなら、胃ろうをつくるよりもラクそうですね。

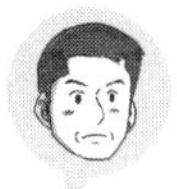

いやいやいや、とんでもない！
実は、**胃ろうより中心静脈栄養のほうが、患者さんの身体にかかる負担が遥かに大きい**んです。
私は胃ろうもオススメしませんけど、中心静脈栄養を終末期の高齢者にやるくらいなら、まだ胃ろうのほうがマシとさえ思っています。

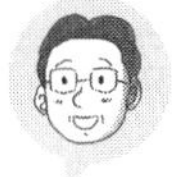

何がそんなにマズイんですか？

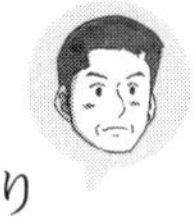

まず、中心静脈栄養をすると、カテーテルの挿入部から、感染症を起こすこともあります。その結果、全身の臓器で炎症が起きる敗血症になることもあるんですね。
それに、消化器ではなく血管に栄養を流すので、実は吸収が悪い。そのせいで、栄養を入れていても、患者さんはどんどん痩せていきます。私の患者さんにはガリガリ

に痩せて干からびて死後に瞼を閉じられなかった患者さんもいました。

さらに、中心静脈栄養は胃ろうと同じで、栄養補給ができるのが、医療スタッフか家族だけです。つまり、退院後は家族が自宅で看ざるをえなくなります。要は、管理がめちゃくちゃ大変なんです！

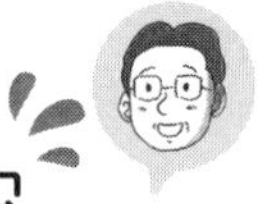

それ、知らなければ、うっかり選んじゃうところでしたよ……。

「どちらも選ばない」という選択

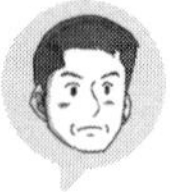

ですよね。

実際に、医師に「胃ろうか中心静脈栄養、どっちか選んでほしい」と言われて、「じゃあ……中心静脈栄養で」と答えてしまう方、けっこう多いんです。

最近はみなさん、胃ろうは良くないってことをなんとなく知っていることもあって、「胃ろうじゃないなら、大丈夫かな」となんとなく選んじゃうんですね。私のクリニックの患者さんご家族にも、そういう方がチラホラいらっしゃいます。

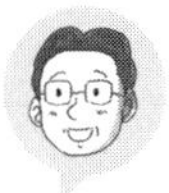

二択にされると、どっちか選ばなきゃいけないのかな、と思っちゃいますしね。

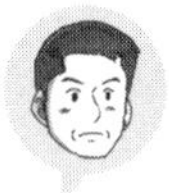

そうだよねぇ。私としては、できればどっちも選んでほしくないですけどね。

もし中心静脈栄養をやるかどうかの判断に迷うときは、医師に「もし先生のお身内の方なら、どうしますか?」とぜひ聞いてみてください。そのときに自信を持って「私なら中心静脈栄養をやります」と答える医師って、おそらくほとんどいないんじゃないかなぁ。

胃ろうと同じで、中心静脈栄養を施した患者さんを看てくれる介護施設は少ないので、要注意です。

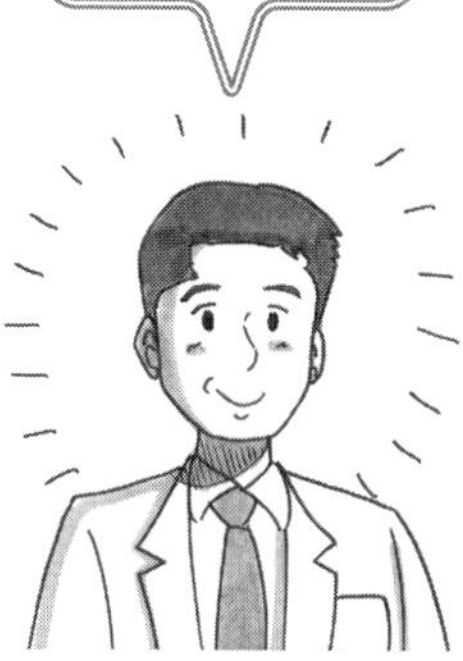

決断！
危篤の際は、病院へ運ばない！救急車も呼ばない！

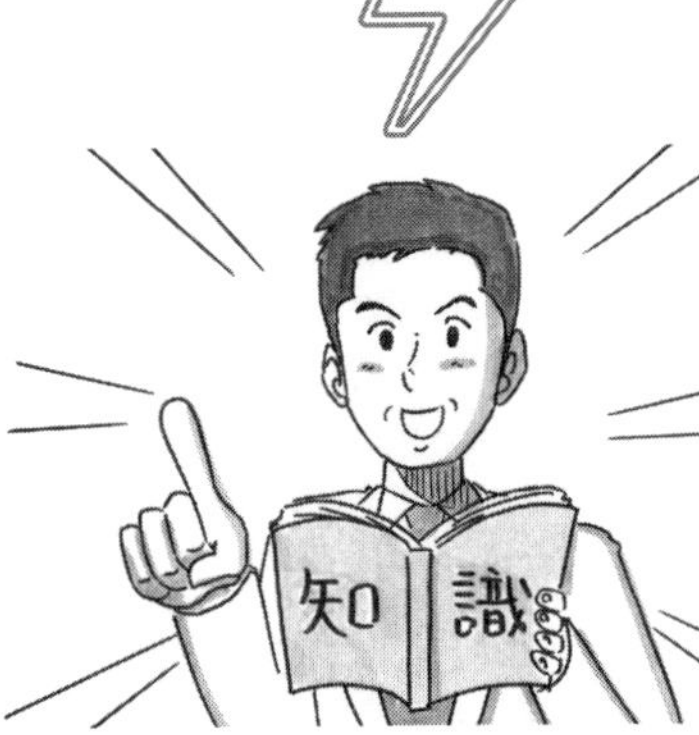

病院では「治療をしない」が許されない

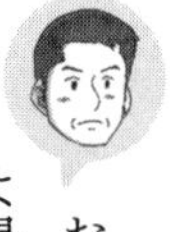

おじいちゃんやおばあちゃんが食べることも飲むこともできなくなったら、いよいよ最期は近いです。この段階で、胃ろうも中心静脈栄養も点滴もしなければ、早ければ数週間程度でお亡くなりになると思います。

それで、この段階で患者さんが介護施設に入っているなら、危篤の際は施設の協力医が「ここ数週間が峠です」みたいなことを教えてくれると思います。

自宅介護をしていて、在宅医に診てもらっている場合もそうですね。「そろそろ最期が近いようです」と往診の際に教えてくれるでしょう。

続いてご家族は、医師に聞かれると思います。「ここから、どうなさいますか？」と。

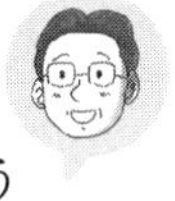

そのまま何もせずに看取るか、病院へ搬送するか。どっちか決めてください、ということですね。

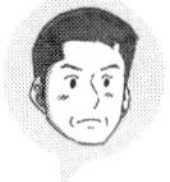

そういうことです。

私は何度もお伝えしているように、高齢で肉体の寿命がほとんど尽きていて、そのせいでそろそろ亡くなるということがわかっている段階であれば、余計な医療を施さずに、自然なカタチでお見送りするのがいちばんいいと思っています。それが、患者さんのおだやかな死に繋がるからです。

だから、医師が「もう医療にできることはないので、静かにお見送りしませんか」と言っているのであれば、危篤の際に病院に搬送する必要もないと思うんですね。

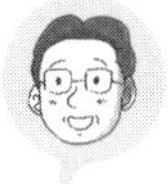

病院に行くと、胃ろうや中心静脈栄養を提案されちゃうかもしれませんしね。

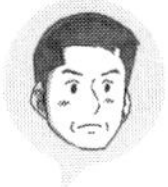

そうそう。

そもそも病院に行くということは、治療を受けるということで、治療をしないという選択肢はないんですね。それで点滴とかされてしまうわけですが、終末期の方に点滴をしても、鎮痛目的でもない限り、いいことはないわけですよ。

でも、施設や自宅なら、医療的な処置を何もしないで、静かに見送ることが許される。だから、最期は病院に運ばないほうがいいと思うんです。

理解のないご家族には、あえて入院を勧めることも

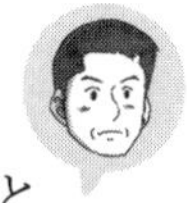

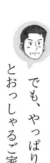

でも、やっぱり中には「最後に一度、病院で診てもらったほうがいいんじゃないか」とおっしゃるご家族も少なからずいます。「世間体があるから、一度は病院へ」とかね。そういう場合、私はあえて患者さんを病院にお送りすることもあります。

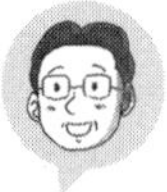

なんでそんなことを……。

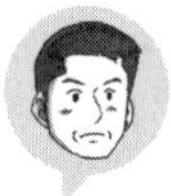

そうすることで、わかってもらえることがあるからです。

以前も少しお伝えしましたが、老衰の高齢者さんに施せる医療はほとんどないので、病院に入院しても、医療スタッフは思ったほど優しくしてくれません。ときどき体温を測りにきたり、点滴を打ちにきたりする程度です。それ以上できること、ありませんから。

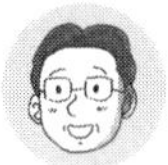

それを見てご家族はようやく、「もう静かに見送るしかないんだな」と実感する。

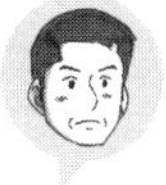

そうなんです。でも、それはそれで、切ないでしょう？
ですから、患者さんを病院に送って、わざわざそんな切ない想いをする前に、「自然な終わり」を受け入れたいものです。

どんなに医学が発達しても、別れは必ずやってきます。それを受け入れて、静かにお見送りしたいものです。

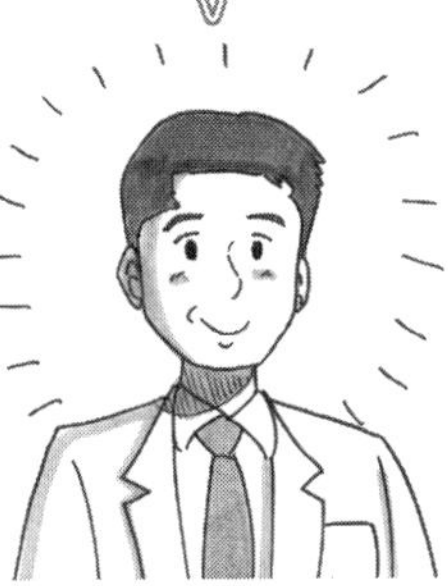

決断！ もし自宅看取りになったら、機能強化型在宅支援診療所を選ぶ！

いざとなったら、在宅看取りの専門家に頼もう

最期に患者さんが食べられなくなったら、食べさせない。飲ませない。病院にも送らない。そのほうが、おだやかな最期を迎えさせてあげられる。私がそう言うと「それならやっぱり、自宅で看取るのがいいですか？」とおっしゃるご家族がいるんですけども。

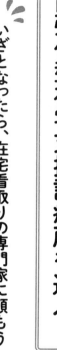

え、そのほうがいいんですか？

いえいえ、今はそうしたことを、お願いすれば、介護施設でやってもらえるんです。ですから、看取りをやってくれる施設であれば、安心してお任せして大丈夫です。

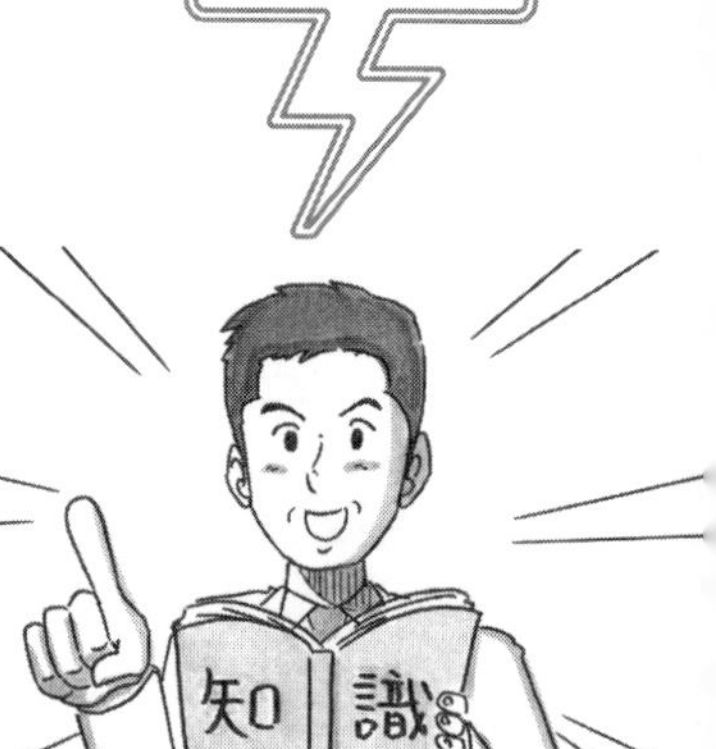

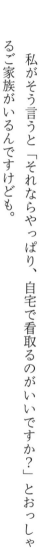

ただ、中には患者さんに胃ろうや中心静脈栄養を施したために、最期は図らずも自宅での看取りになったという方もいるでしょう。

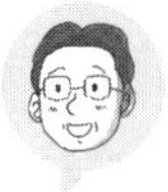

そもそも初めから自宅での看取りを計画している方もいますよね。

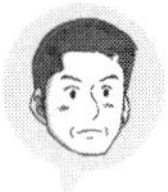

そうですね。
そういうご家庭は今、ホントに少ないと思いますけども。

で、**自宅での介護や看取りをする場合は、地元の在宅医と連携**することになります。

日頃から訪問診療をしてくれて、容体が急変したときに駆けつけてくれる医師が、どうしても必要になりますからね。

それで、それまで外来診療で患者さんの調子を診てもらっていた医師がいたとしても、**自宅で看取りをすることになったら、看取りを専門にやっている在宅医に担当を変わってもらってください。**

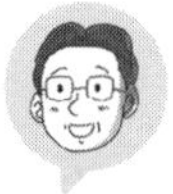

普通の在宅医の先生じゃダメなんですか？

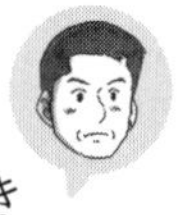

やっぱり、いつ亡くなるかわからない患者さんを自宅でケアするには、万が一のときの備えをきっちりしているところでないと、ご家族が不安になるんですね。

万が一にしっかり備える体制を取っているのが、「**機能強化型在宅支援診療所**」です。

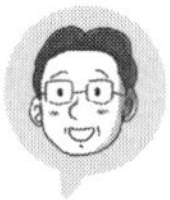

機能強化型……なんか強そうですね。

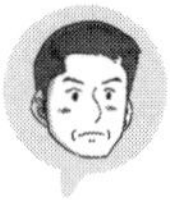

なんかロボットっぽいよね（笑）。

これはですね、地域の在宅医療を支える窓口として、厚労省の認可を受けた診療所のことです。

具体的には、患者さんの求めに24時間応えられるように在宅ができる医師が３人以上いるとか、緊急時には入院できるように他の病院と連携を取っているとか、訪問看護ステーションともしっかり連携しているとか、過去１年間に一定数以上の看取りの実績があるとか。

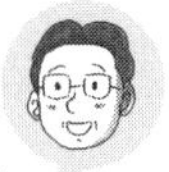

なるほど、それなら、いざ患者さんが危篤となっても、ご家族は安心していられますね。

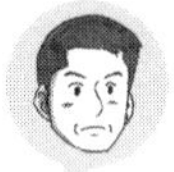

でしょ？

逆にいうと、こういう体制を取っていない在宅の先生に看取りをお願いすると、肝心なときに先生に連絡が取れないとか、看護師さんが来てくれないとか、そういうことになりかねないわけです。

ですから、自宅で看取ることになった場合は、ぜひ「機能強化型在宅支援診療所」を選ぶようにすると安心です。

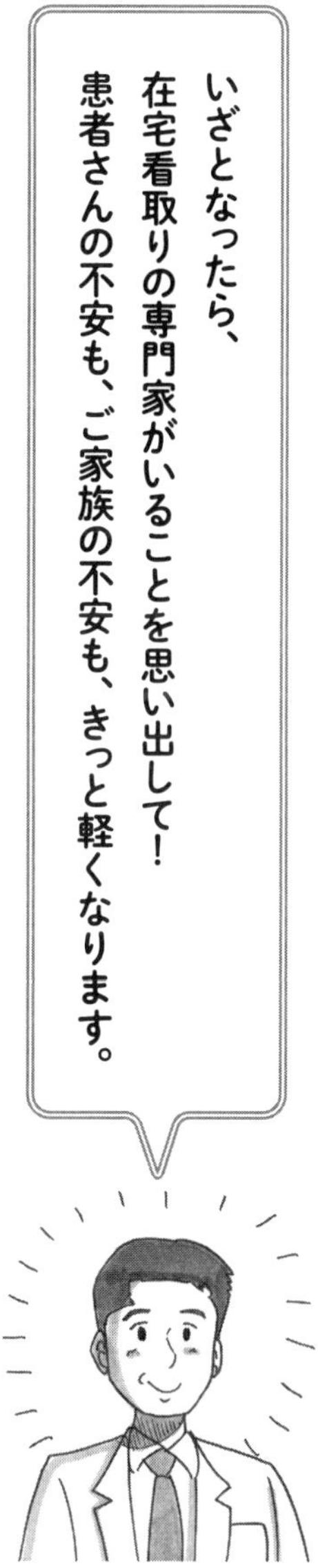
いざとなったら、
在宅看取りの専門家がいることを思い出して！
患者さんの不安も、ご家族の不安も、きっと軽くなります。

決断！ 最期の一瞬に立ち会うことより それまでの関わりを大事にする

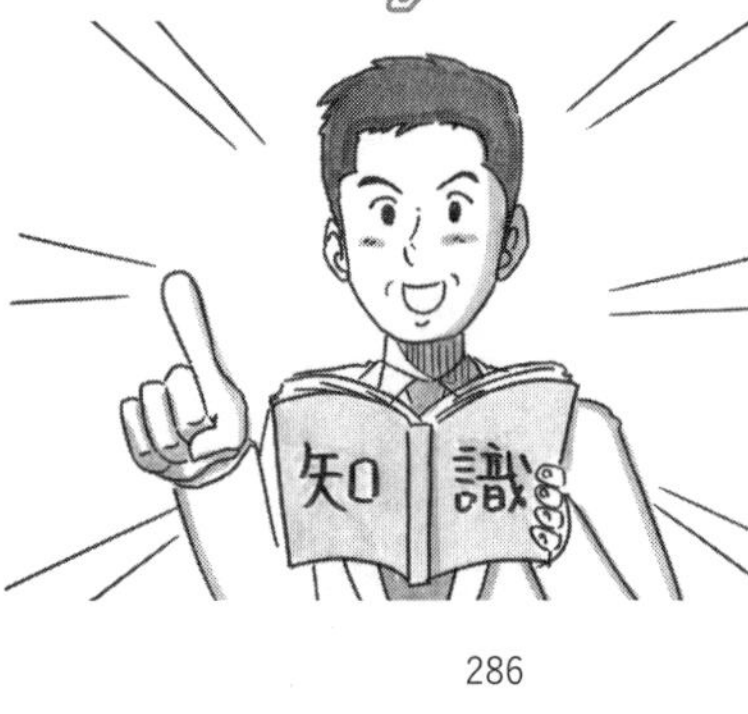

死に目に会えないのは、大したことじゃありません

長く続いた介護生活もいよいよ終わりに近づいて、いざ臨終のときとなると、その瞬間に立ち会えない人も出てきます。

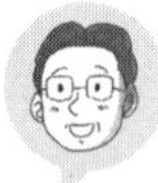

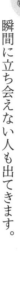

離れて暮らしている人は、どんなに急いでも間に合わないこともありますもんね。

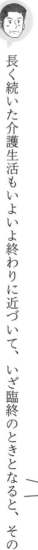

それどころか、ずっと付きっきりで自宅で介護していた配偶者さんでも、ほんの2～3分トイレで席を外しただけなのに、戻ってきたら患者さんがもう呼吸をしていなかった……とかね。そういうことってホントによくあるんです。

それでこのとき、**「最期にあの人を1人にしてしまった。なんて可哀そうなことをし**

てしまったんだろう」とすごく後悔する方がいるんですね。

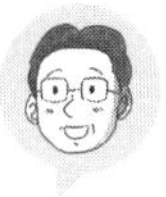

やっぱり「死に目に会いたい」って、みんな思いますよね。

親戚とかも、よく言っていますし。「○○の死に目に会えなかった」って。

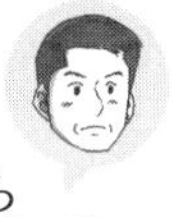

私も危篤の患者さんの往診に行くと、「あとちょっとで東京から息子が帰ってくるから、先生、それまでなんとか持たせてくれないか」って、ご家族にお願いされることがよくあります。

でもね、死に目に会うことは、私はそんなに大事なことじゃないと思います。

呼吸が止まる一瞬、心臓が止まる一瞬に、そこに立ち会うことよりも、それまでにどれだけ関わってきたか。どれだけおじいちゃん・おばあちゃんの顔を見たり話をしたり触れたりしたりしたか。

大事なのはそれであって、最期の一瞬に立ち会えるか、立ち会えないかなんてことは、本当にどうでもいいことなんですよ。

死ぬ前に、どれだけ関わってきたか……。

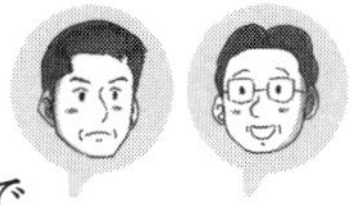

ちょっと話がそれますけど、以前、私が看取りを担当した、ある患者さんがいるんですね。その方は一人暮らしの50代女性で、末期のがんだったんですが、身寄りが誰もいない状態で、私のクリニックに在宅での看取りを依頼してきました。

ただ、身寄りがない状態での在宅看取りとなると、四六時中、誰かが彼女のそばにいられるわけではありません。

「あなたが亡くなるときには誰もそばにいない状況で、次にヘルパーや訪問看護師が様子を見にきたときに、亡くなったと気づくことになるかもしれません。それが嫌なら、病院や施設に入ってもらったほうがいいんですが……」。私はそう言ったんですが、その方は「いえ、自宅でいいです」とおっしゃるんです。

「確かに、最期に誰もそばにいないのは寂しいかもしれないけど、その一瞬の寂しさのために、自分の大好きな家を離れて病院や施設で暮らすのは嫌。最期の一瞬よりも、それまでの時間を優先したい」と女性は言いました。

死んでゆく人にとっては、それが真実なのだと思います。

やっぱり、**呼吸が止まるほんの一瞬、意識が途切れるほんの一瞬よりも、それまでの時間が満たされていることが幸せなんだろうな、**と私も思うんです。

繰り返しになりますが、自力で食べられなくなったおじいちゃん、おばあちゃんに、点滴も胃ろうも中心静脈栄養もしなければ、1～2週間ほどでお別れのときがやってきます。

その間に、できるだけ、大切な人の顔を見にいきましょう。

まだあたたかな身体に触れてあげましょう。

最期の時間にすべきことって、実はそれだけじゃないかと思います。

生きているうちに、どれだけ関わったか。
患者さんが亡きあと、その思い出が、
あなたの人生をしっかりと支えてくれるはずです。

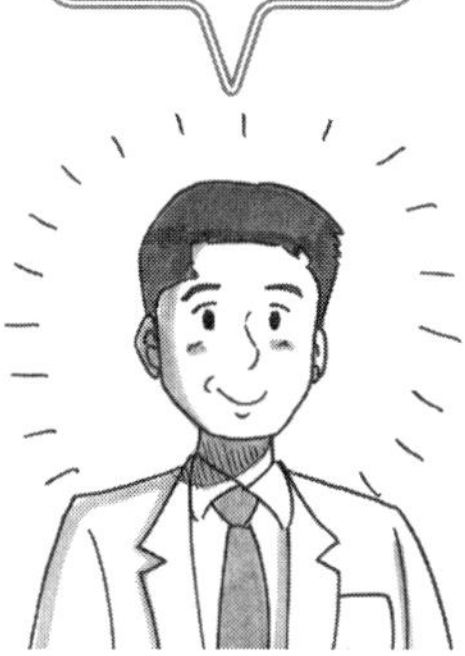

Column

自宅で患者さんが亡くなった場合、家族がすべきこととは？

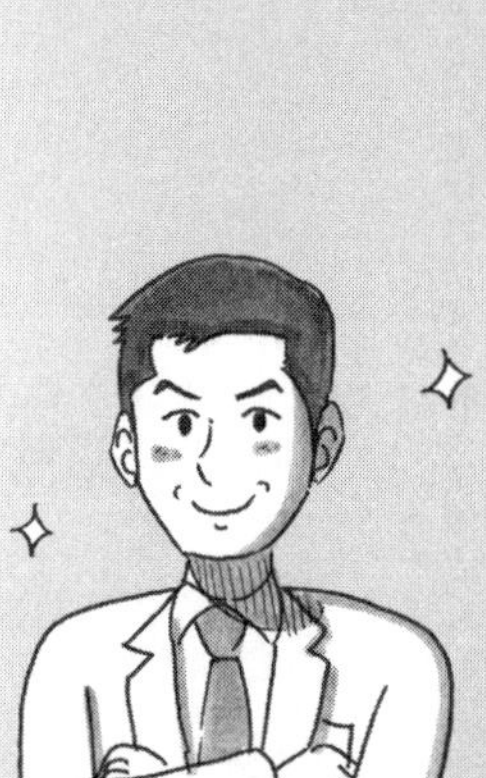

日本はこの先、「多死社会」に向かうといわれていて、病床が不足し、多くの方が病院で死ねなくなるといわれています。

しかし、現時点では、病院でお亡くなりになる方がほとんど。最近では、少しずつ介護施設でお亡くなりになる方も増えていますが、一方で自宅でお亡くなりになる方はどんどん減っている印象があります。

このことは、医療従事者や介護職従事者でなければ、めったに人の死を経験しないということでもあります。

そのため、いざ自宅で家族が亡くなった場合——たとえば、医師から「近日中にお亡くなりになると思います」と告げられていた高齢者さんが、ふと見たらベッドで冷たくなっていた――という場合に、どうしたらいいのかわからない。そういう方も増えているようです。

▽いちばんにすべきことは、主治医に連絡することです

では、こういう場合は、どうするのが正解なのでしょう？

自宅介護をしていた場合は、患者さんを長く診てくれている、在宅医とのお付き合いがあると思います。**まずは、そうした主治医の先生に連絡して、来てもらってください。**

主治医の先生が死亡を確認すると、「死亡診断書」を書いてくれます。

この死亡診断書を役所に提出しないと、火葬や埋葬の手続きができません。ですから、まず**医師に死亡診断書を書いてもらう**のが、ご自宅で患者さんを亡くしたご家族が最初にすることなんですね。

けれど、身内の方が亡くなると、やっぱりご家族は動揺します。

それで、中には、**医師が到着する前に、葬儀社を呼んでしまうご家族もいる**んです。

私も以前、「うちのおじいちゃんが亡くなりました」という連絡を受けて、急いで患者さんのご自宅に伺ったら、すでに葬儀社の人が来て待っていた……なんてこともありました。

まだ死亡確認もしていないのに、もう葬儀社の方がいるという、なんとも奇妙なシチュエーションになってしまったのです。

すでにお寺さんが来て待っていた、ということもありました。

さらにびっくりしたのは、私が到着したとき、すでに患者さんの鼻の穴に脱脂綿が詰められていたことです。

「え……これ、どうしたんですか?」と私がお聞きすると、「いや、お葬式でこうやっているのを見たことがあったから……」とご家族。……危ないです!

動揺なさる気持ちはわかりますが、ご家族はまず落ち着いて、主治医の到着を待ってください。

おかしな言い方かもしれませんが、患者さんはもう亡くなっていますから、慌てる必要はありません。

まずは落ち着いて、主治医に電話をしましょう。

▽主治医がいないと、検死になることも

万が一、長期間診てもらっている在宅の主治医がいない場合は、救急車を呼んでもらうことになります。この場合は、あとで警察がやってきて、検死になることがほとんどです。そうなると自宅を現場検証されるなどして、けっこう大変です。

検死を受けるのが嫌なら、自宅に高齢者さんや持病がある患者さんがいる場合は、早めに在宅の主治医を見つけて、定期的な診察を受けておくとよいでしょう。

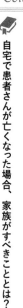

Column

「亡くなったらすぐに駆けつけなきゃ」は在宅医の思い込み？

真夜中に電話が鳴って、「先生、うちの人が亡くなりました……」。

そう言われると、たいていの在宅医は「わかりました、今すぐ伺います」と言って、患者さんの家へ駆けつけます。私も、以前はそうしていました。

けれど近年は、肉体の寿命が尽きてそろそろお亡くなりになることがあらかじめわかっている患者さんの場合は、真夜中に「亡くなりました」という連絡を受けても、「わかりました。明日の朝、伺います」とお伝えすることが増えました。

そのほうが、ご家族がラクだということに、遅まきながら気づいたからです。

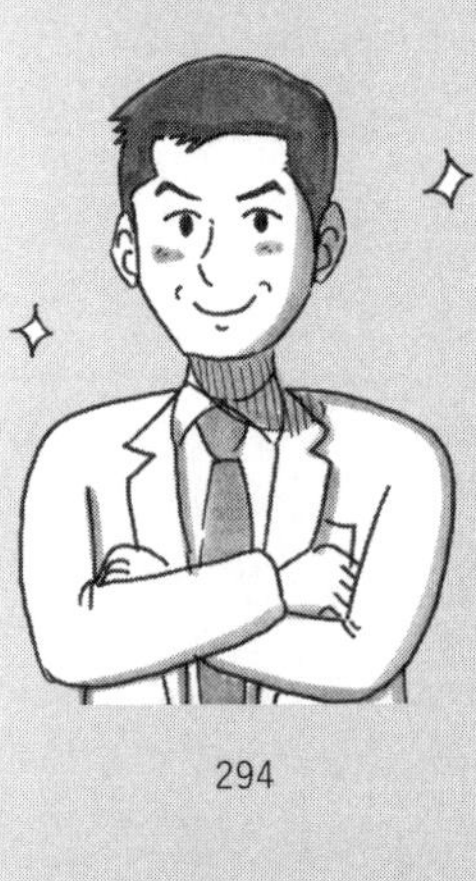

▽患者さんの死亡後、真夜中の医師の訪問って、もしかして迷惑?

そのことに気づいたのは、7〜8年前のこと。

あるご家族から、深夜に「おじいちゃんが亡くなりました」という連絡をいただいたので、私は「じゃあ、今からすぐに伺います」と言いました。

すると、そのご家族から、こんなふうに返されたんです。

「いやぁ、先生、こんな真夜中に来られても……。うちの一族もみんな、歳を取っているもんでね。こんな時間に先生に来られたって、みんな動けないよ。だから、先生に来てもらうの、いっそのこと朝じゃいけませんか。だっておじいちゃん、もう死んでいるし……」。

私からしてみると、正直言って、「ガーン!」です。

あれ? あれれ? これまで良かれと思って、亡くなった患者さんのところに真夜中に駆けつけていたけど……もしかして迷惑だった? ウソ! ショック!

でも……考えてみると、確かにご家族の側からすれば、真夜中にいきなり家に来られても困りますよね。緊急のこととはいえ、ご家族だって着替えたり、多少は部屋を整えたりもしたいでしょうし。

それに、医師がそこで死亡を確認したら、そこから看護師さんに死後処置をしてもらわなければいけなくなります。そうなると、訪問看護師さんに夜中の2時とか3時に来てもらわなきゃいけないわけです。それってすごく大変です。

それなら……「朝じゃいけませんか」というご家族に反論する余地はないわけです。

以来、うちのクリニックでは、「患者さんは食事も自力でとれなくなってきたし、この調子でいくといつ亡くなってもおかしくないんですが……。もし夜の9時以降にご家族が患者さんの死亡に気づいた場合、我々が来るのって、夜中じゃなくて、翌朝でもいいですか」とお聞きするようになりました。

すると、ほとんどのご家族は「はい、それでいいです」とおっしゃるんですね。

以来、「患者さんが亡くなったら、真夜中であっても駆けつける」ということを、私はしなくなりました。

繰り返しになりますが、これは「肉体の寿命がすでに尽きかけていて、近日中にお亡くなりになる」とあらかじめわかっている患者さんにだけ取れる対応です。もう医療にできることは何もないとわかっていて、事件性がないことがあきらかだから、できることなんですね。

医師ってなんとなく、「患者さんに何かあったら、何を置いても駆けつけなきゃ」と思い込んでいるところがあります。そのせいで、「夜中に駆けつけるのは大変だから」と在宅医をやることをためらったり、在宅医にはなっても看取りをすることをためらっている医師も少なくありません。

でも、「すでに亡くなっているのであれば、医師に来てもらうのは翌朝でも大丈夫」という価値観が一般的になれば、「在宅をやろう」「看取りをやろう」という医師が増えるかもしれません。

私は、多くの看取り医が「死んだら、とにかく駆けつける」というなんとなくの慣習に従うことはやめる風潮が広まることで、そうなればいいな、と思っています。

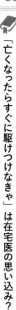

おわりに

本書の最後に、何を書くか。

一緒に伴走してくれた編集のTさんと、そのことについて話していたとき、「定番はやっぱり、介護の感動話ですけど」という話がチラリと出ました。

そこで、最近私が立ち会わせてもらった多くの看取りを思い返してみたのですが、びっくりしました。

そんな話が、ほとんどないのです。


これ、うちのクリニックの患者さんのケースだけかもしれませんが……。

やっぱり私が常々お伝えしているからなのか、世の中の風潮がそうなってきたからなのか、「できるところまでは自分たちで看るけれど、その際も外部の力を積極的に借りるし、介護負担があるレベルを超えたら施設の力を頼る」が、上手にできるご家族が増えてきたんですね。

さらに、患者さんの最期が近づいてきたときに、「点滴はしません」「病院にも運びません」「延命はしません。このまま看取ります」と多くのご家族がしっかりおっしゃるようになりました。そういうことを、今、ほとんどのご家族が実際になさっているんです。


こうして不要な延命をまぬがれた患者さんは、実におだやかな終焉を迎えます。

老いた木が音もなく静かに枯れていくように、魂が少しずつ空気に溶けていくように、個人としての存在を自然の中にほどくようにして、ご自身の人生からスーッと退場なさいます。

そこには自然の営みとしての「ごく当たり前の死」があるだけで、大げさなドラマはありません。

旅立ちを見送るご家族のほうにしても、やっぱり大きなドラマはありません。

介護があまりにもキツイとどうしても患者さんを憎んでしまいますが、他者の手を上手に借りながら介護をやりきったご家族には、そうした憎しみが生まれません。だから、最後はあたたかな惜別をもって、心おだやかなお見送りができます。

そこには心が千々《ちぢ》に乱れるような大げさなドラマもなければ、感動話もないんです。

これって、実はすごいことだと思います。

なぜなら、介護の感動話がないということは、介護の美談がないということです。

この本の最初のほうでお伝えしましたが、介護の美談の陰には、たいてい犠牲になって苦しむ誰かがいます。介護の美談が減っているということは、つまり、犠牲になる誰かが減っている。そういうことだと思うのです。

長年、認知症介護の現場に関わり続けてきた私からすると、こうした美談のない介護こそが、正解なんじゃないかと思えます。

ですから、私はそうした介護を終えられたご家族に、いつもこんな言葉をお伝えしています。

「みなさんが多くの正しい『決断』をしてくださったお陰で、

患者さんはこんなにおだやかな最期を迎えられたんですよ。

本当にご苦労さまでした」

そう、正しい「決断」こそが、介護者さんの生活、そして、患者さんのおだやかな最期を守ったのです。


認知症の患者さんを介護する家族というのは、やっぱり常に悩みます。

「徘徊するおじいちゃんを施設に預けたいけど、本当にいいんだろうか？」

「食べられなくなったおばあちゃんを病院に運ばないと決めたけど、本当にいいの？」

「延命はしないと決めたけど……本当に、本当にいいの？」


いいんです。

大丈夫です。

感動話にも、美談にも繋がらない。

そんな介護の「決断」を、あなたが勇気を持って重ねていくこと。

その勇気が、患者さん、あなたの家族、あなた自身を守ります。

同時に、あなた自身が、介護する誰かに、感動話や美談を求めずにいること。
それができれば、日本の介護全体が、今よりずっと軽やかになっていくはずです。
感動話でも、美談でもない介護が、これからの日本に益々広がることを願っています。

長谷川嘉哉

【著者紹介】
長谷川　嘉哉（はせがわ・よしや）
◉――1966年、名古屋市生まれ。名古屋市立大学医学部卒業。認知症専門医、医学博士、日本神経学会専門医、日本内科学会総合内科専門医、日本老年病学会専門医。
◉――祖父が認知症になった経験から医師の道を志し、夢を実現。病気だけでなく生活、家族も診るライフドクターとして活動し、医療、介護、社会保障サービスから民間保険の有効利用にまで及ぶ。在宅医療では開業以来、70,000件以上の訪問診療、1,000人以上の看取りを実践している。現在、医療法人ブレイングループ理事長として、在宅生活を医療・介護・福祉のあらゆる分野で支えるサービスを展開している。
◉――主な著書に、『親ゆびを刺激すると脳がたちまち若返りだす！』（サンマーク出版）、『認知症専門医が教える！ 脳の老化を止めたければ歯を守りなさい！』、ベストセラーになった『ボケ日和』。また『マンガ　ぼけ日和』矢部太郎著（すべて、かんき出版）の原案などもある。
◉――YouTube『長谷川嘉哉「ボケ日和　転ばぬ先の知恵」チャンネル』も好評。

認知症《にんちしょう》は決断《けつだん》が10割《わり》

2025年3月17日　第1刷発行
2025年5月26日　第4刷発行

著　者――長谷川　嘉哉
発行者――齊藤　龍男
発行所――株式会社かんき出版
東京都千代田区麹町4-1-4 西脇ビル　〒102-0083
電話　営業部：03(3262)8011㈹　編集部：03(3262)8012㈹
FAX　03(3234)4421　振替　00100-2-62304
https://kanki-pub.co.jp/

印刷所――ベクトル印刷株式会社

 ISBN978-4-7612-7799-4 C0095